GELENKE GUT, ALLES GUT

Beschwerden lindern und vorbeugen
durch Ayurveda und gezielte Bewegung

Volker Mehl & Dr. med. Peter Poeckh

GELENKE GUT, ALLES GUT

Beschwerden lindern und vorbeugen
durch Ayurveda und gezielte Bewegung

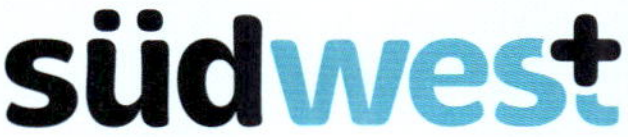

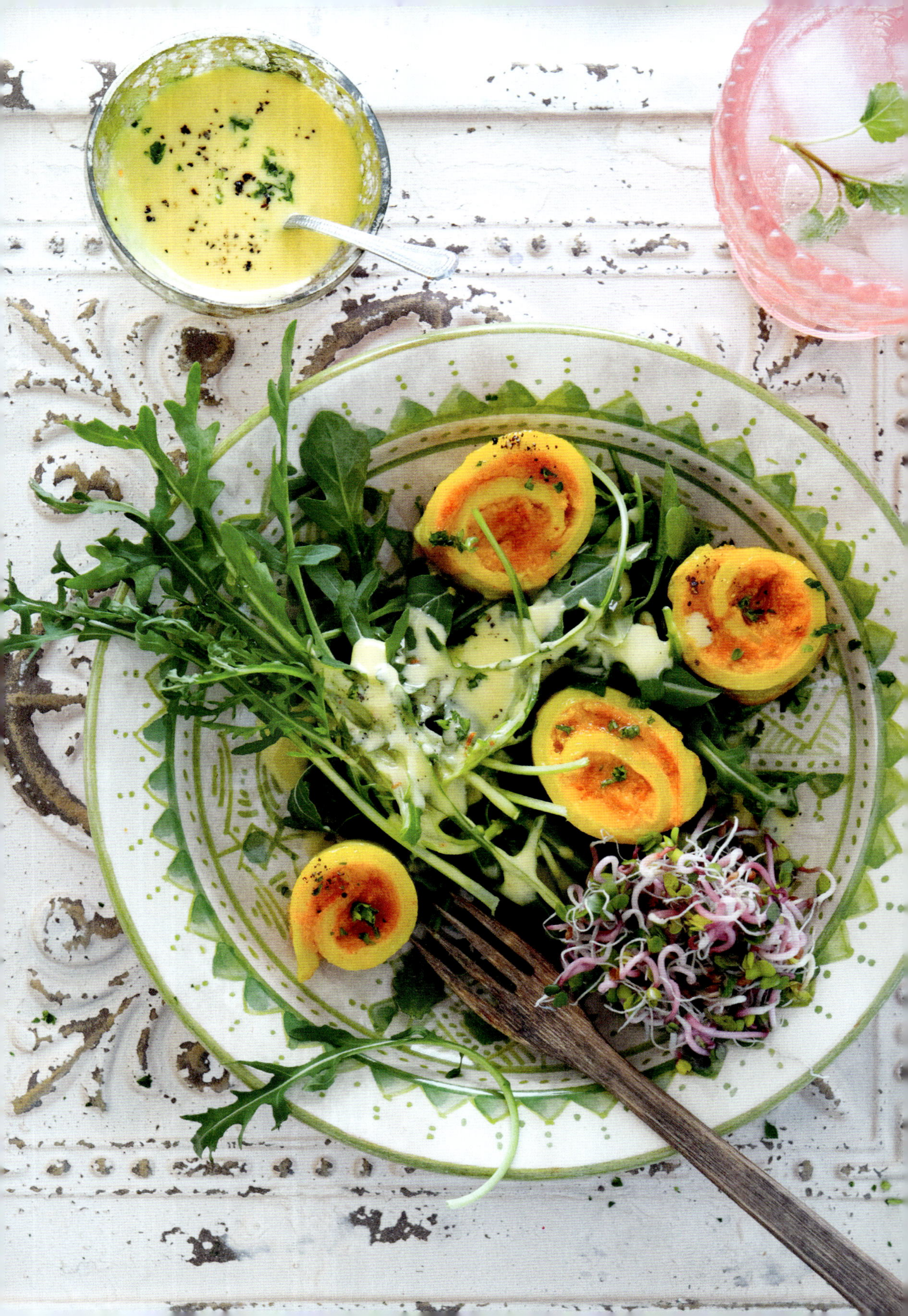

INHALTSVERZEICHNIS

< Rezept auf S. 131

AUF EIN WORT MIT PETER UND VOLKER

Immer schön locker bleiben …

… heißt es oft so leichthin. Das gilt in ganz besonderer Weise für unseren kompletten Bewegungsapparat mit Knochen, Muskeln, Faszien und Gelenken. Denn wenn wir uns verkrampfen oder uns die nötige Geschmeidigkeit abhandenkommt, kann das im täglichen Leben nicht nur unangenehm, sondern auch schmerzhaft werden.

Davon können viele Menschen in Deutschland ein wohl eher trauriges Lied singen, wie beeindruckende oder eher erschütternde Zahlen und Fakten belegen. Erkrankungen von Muskeln und Skelett sind die häufigste Ursache von anhaltenden Schmerzzuständen und Funktionseinschränkungen:

- Etwa ein Viertel aller Deutschen leidet an Funktionseinschränkungen der Bewegungsorgane.
- Bei etwa 10 Millionen Betroffenen werden ausgeprägte und behandlungsbedürftige chronische Erkrankungen des Stütz- und Bewegungsapparates diagnostiziert.
- Knapp 7 Millionen Menschen haben schwere chronische Rückenschmerzen.
- Etwa 5 Millionen kämpfen mit den Auswirkungen von Arthrosen.
- 1,5 Millionen Menschen leiden unter entzündlich-rheumatischen Erkrankungen.
- Hinzu kommen etwa 20 000 rheumakranke Kinder.
- Das Risiko einer entzündlich-rheumatischen Erkrankung wird, nach amerikanischen Daten, auf rund 8 Prozent für Frauen und 5 Prozent für Männer geschätzt.

Typische Ursachen von Arthrose – der übermäßigen Abnutzung eines oder mehrerer Gelenke – sind:

> chronische Fehlbelastung durch lang anhaltende einseitige Haltungs- und Bewegungsmuster,
> Bewegungsmangel oder abwechslungsarme Bewegung (dadurch Unterforderung und mangelnde Stimulation des Knorpels und des umliegenden Gewebes),
> extreme Überbeanspruchung (Hüftgelenksarthrose bei Profisportlern, Kniegelenksarthrose bei bestimmten Berufsgruppen wie Fliesenlegern),
> Übergewicht,
> Fehlernährung,
> angeborene Gelenkfehlstellungen,
> erworbene Fehlstellungen (wie zum Beispiel X- oder O-Beine),
> schlecht verheilte Knochenbrüche,
> Stoffwechselerkrankungen wie Gicht oder Diabetes.

Der Weg der kleinen Schritte

Die gute Nachricht aus Sicht des Ayurveda und der modernen Bewegungsmedizin ist: Mit angepasster Ernährung, angemessener Bewegung und gezielten Übungen gibt es hervorragende Möglichkeiten für eine deutliche Linderung und sogar Vorbeugung von Gelenkbeschwerden. Wie genau das in der Praxis und für den Alltag aussieht, wollen wir Ihnen in diesem gemeinsamen Buch näherbringen.

Wenn Sie beginnen, Ihrem Bewegungsapparat mithilfe der Anleitungen dieses Buchs Gutes zu tun, legen wir Ihnen eins besonders ans Herz: Machen Sie sich keinen Stress! Weder Ayurveda noch die moderne Bewegungsmedizin sind Alles-oder-Nichts-Methoden. Die Maßnahmen des Ayurveda wirken auch, wenn Sie den Weg in kleinen Schritten gehen; das Bewegungsprogramm ist effizient, wenn Sie nur fünf oder zehn Minuten am Tag üben. Wichtig ist nur Ihre Motivation.

Viel Freude beim Ausprobieren, Genießen und Wieder-geschmeidig-Werden – und nicht vergessen: Gelenke gut, alles gut!

Peter Poeckh und Volker Mehl

EINFÜHRUNG

Gelenkbeschwerden: Volkskrankheit der Neuzeit

Noch bis vor Kurzem wurden Gelenkerkrankungen als natürliche Abnutzungserscheinungen am Ende eines Lebens voll körperlicher Arbeit angesehen. Viele Menschen hatten etwas wie das Bild eines 15 Jahre alten Autos vor Augen, das Ersatzteile benötigt und dessen Lebensdauer dem Ende entgegengeht.

Aber Gelenkerkrankungen sind längst in anderen Altersgruppen angekommen; immer mehr junge Menschen leiden unter Schmerzen. Da wir heute, in der Epoche weitverbreiteter Büroarbeit und ausgedehnter Fernseh-, Computer- und Smartphonezeit, viel weniger in Bewegung sind als früher, werden auch die Gelenke, Muskeln und Faszien weniger stimuliert. Gerade beim Fasziengewebe – mittlerweile das Synonym für Bindegewebe – wissen wir, dass falsche oder keine Bewegung relativ rasch zu Verklebungen, Verdrehungen und Elastizitätsverlust führt. Dadurch werden Schmerzrezeptoren im Gewebe aktiviert, die keine andere Funktion haben, als uns eben diesen Missstand mittels Schmerzsignalen ins Bewusstsein zu bringen. Und hier gilt grundsätzlich: *keine* Bewegung ist oft noch fataler als *falsche* Bewegung. Durch Schmerz kommt es zu Schonhaltungen und, wenn sich diese automatisiert haben, zu Fehlhaltungen. Davon sind sowohl kleine (wie an der Hand) als auch große Gelenke (Knie oder Hüften) massiv betroffen, und der Abnutzungsvorgang schreitet rapide voran. Das Einsetzen von Hüft- und Knieersatzgelenken gehört zu den häufigsten Operationen, wobei Orthopäden in vielen Fällen vorschnell zu einem entsprechenden Eingriff raten. Das lässt sich vor allem daran erkennen, dass oft das konservative, gelenkerhaltende Therapieangebot nicht ausgeschöpft wird (Übungen, Physiotherapie, physikalische Therapien etc.). Wäre es nicht sinnvoller und kostengünstiger, zunächst alle nicht-operativen Möglichkeiten auszuloten?

Vorbeugen statt leiden

Prävention ist also das Schlagwort und Gebot der Stunde. Wir müssen nicht warten, bis das Damoklesschwert niedersaust und die Gelenke Beschwerden verursachen – wir haben unsere Gesundheit selbst in der Hand. Ja, wir können unseren Körper und besonders unseren Bewegungsapparat so fit halten, dass Schmerzen, Beschwerden und Einschränkungen viel später oder im besten Fall gar nicht entstehen. Voraussetzung ist, neben Eigenverantwortung, einerseits die richtige Auswahl an Übungen und Bewegungen, andererseits unterstützende Maßnahmen wie gesunde Ernährungs- und Lebensgewohnheiten.

Mit diesem Buch möchten wir einen Impuls setzen, der Sie zurück in sinnvolle Bewegung führt und befähigt, Ihre Gesundheit selbst zu lenken, so wie ein Kapitän sein Schiff steuert.

Eine regelmäßige Trainingspraxis mit einfachen, aber effektiven Übungen ist Grundvoraussetzung, um einen gesunden und schmerzfreien Bewegungsapparat genießen zu können. Selbst wenn Beschwerden durch ungünstige Haltungs- und Bewegungsmuster können wir in den meisten Fällen eingreifen.

Dies alles und auch Motivationseinbrüche beim Training sind menschlich und normal. Die Frage ist nur, ob wir die körperlichen Beschwerden als unabwendbar betrachten und uns mit einer fortschreitenden Verschlimmerung abfinden oder – im Idealfall vorbeugend – dagegen angehen und in überschaubarer Regelmäßigkeit aktiv werden möchten.

Wenn Sie bereits Gelenkbeschwerden haben, sind Sie sicherlich schon mit Diagnosen und Therapien versorgt worden, womöglich wurden bei Ihnen schon Operationen durchgeführt. Unabhängig davon ist es trotzdem essenziell, dass Sie für die Geschmeidigkeit Ihres Bewegungsapparats sorgen. Treten Einschränkungen und Schmerzen langfristig in unser Leben, entsteht eine Art negativer Kreislauf. Wir bewegen uns weniger, dadurch werden die Bewegungsspielräume unserer einzelnen Gelenke weniger genutzt. Wenn das passiert, verkleben sich die Faszien, was zu erhöhter Spannung in der Muskulatur führt. Hierdurch kommt es zu (einseitigen) Verkürzungen und somit unbewusst zu Schon- und Fehlhaltungen – und das meist über einen sehr langen Zeitraum. Aus dieser Negativspirale auszubrechen erfordert einen großen Kraftakt, der nur mit der Unterstützung kompetenter Therapeuten gelingt und vielleicht auch eine finanzielle Investition erfordert. Dagegen erscheinen doch Übungen und Bewegungen in einem täglich begrenzten Rahmen wie ein Klacks, oder?

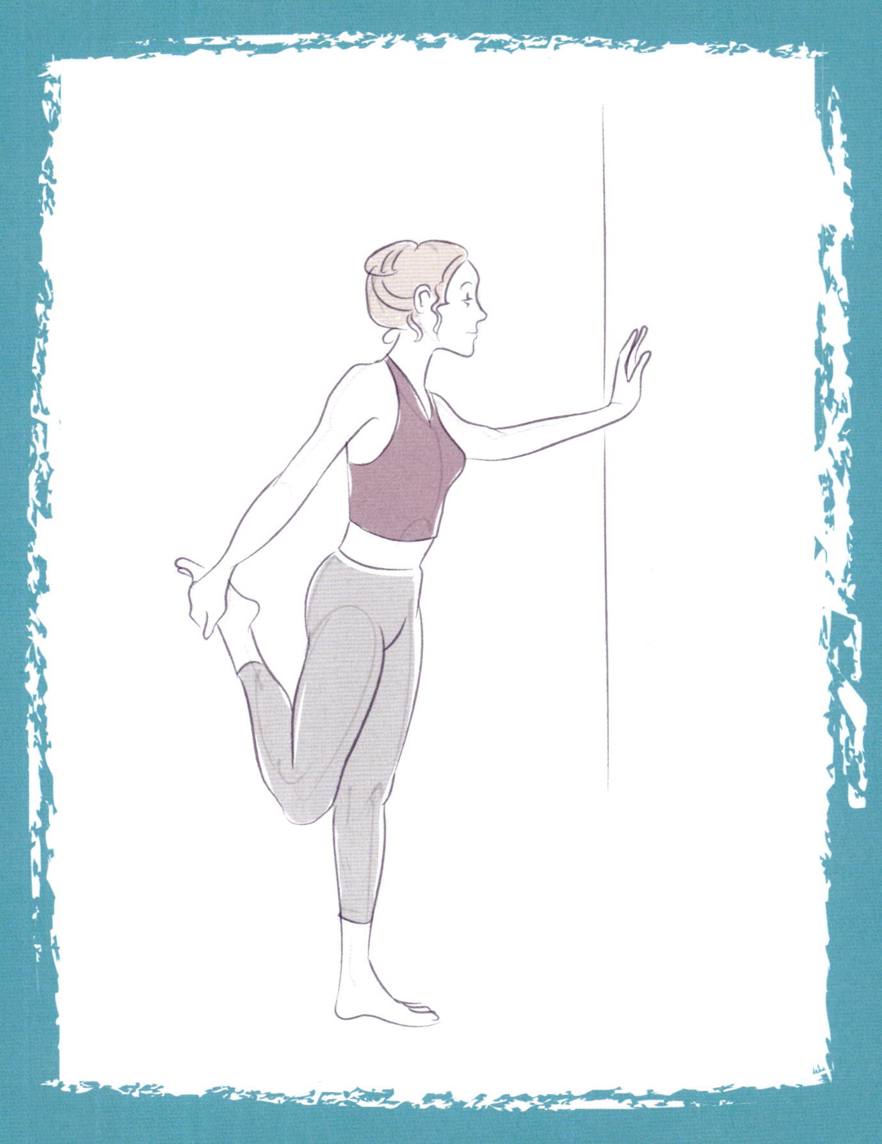

PRÄVENTION UND LINDERUNG VON GELENKBESCHWERDEN

Ein Gelenk schmerzt selten allein

Auch wenn wir von Gelenkerkrankungen wie etwa Hüftgelenksarthrose, Kalkschulter und anderen Diagnosen sprechen, müssen wir stets beachten, dass das betroffene Gelenk nie die alleinige Ursache der Beschwerden und Symptome sein kann. Das Gelenk braucht Muskeln, Sehnen und Gewebe (insbesondere das Binde- oder Fasziengewebe), damit es funktionieren kann. Diese Partner sind in den meisten Fällen Hauptauslöser der Beschwerden und in 80 bis 90 Prozent der Fälle setzen hier sinnvolle Therapien, Behandlungen und Übungen an. Sie finden in unserem Buch zu jeder Gelenkerkrankung Übungen, die in vielen Fällen deutliche Linderung der Beschwerden oder sogar Schmerzfreiheit bewirken können.

Gezielte Übungen sind gezielte Prävention

Es kann nicht oft genug gesagt werden: Prävention ist die einfachste, effizienteste und ökonomischste Form, die Gesundheit zu erhalten. Daher sind alle hier aufgeführten Übungen auch zur Vorbeugung von Beschwerden geeignet. Wir setzen ausschließlich auf Bewegungen, die zur Stimulation des gesamten Bewegungsspielraums der wichtigsten Gelenke und Faszien beitragen. Wenn Ihr Körper diese Bewegungen im schmerzfreien und gesunden Zustand eingeübt hat, kann er langfristig auch mit zwischenzeitlich erhöhter Spannung in Muskeln und Gewebe besser umgehen und steigende Anforderungen kompensieren. Treten doch Schmerzen auf, kann der Körper zudem schneller in einen beschwerdefreien Zustand zurückkehren.

Die meisten der hier vorgestellten Übungen lassen sich im Alltag oder am Arbeitsplatz absolvieren. Matten oder spezielle Kleidung sind nicht erforderlich, eine weiche Unterlage beim Knien oder Liegen ist allerdings vorteilhaft. Schon mit regelmäßigem Üben von drei bis vier Einheiten pro Woche lassen sich spürbare Effekte erzielen. Es reicht aus, wenn Sie nur einzelne Übungen auswählen und so gezielt auf einen bestimmten Bereich einwirken.

Einzige Hilfsmittel bei manchen Übungen sind ein mittelharter Faszienball und ein Faszienstab. Beides ist leicht zu beschaffen, aber alternativ können auch ein Tennisball und ein Nudelholz verwendet werden. Statt eines Gurts können Sie ein Handtuch als Hilfsmittel verwenden. So lassen sich alle Übungen ohne jeden zusätzlichen Aufwand zu jeder Zeit durchführen.

WARNHINWEIS

Entzündliche Erkrankungen sind ein Warnsignal des Körpers, erfordern unbedingt eine unverzügliche ärztliche Abklärung und sind KEINE Indikation für Übungen!

Krankheitsbilder

Im Folgenden finden Sie eine Übersicht der gängigsten Krankheitsbilder, für die wir die Übungen in diesem Buch entwickelt haben. Es gibt so viele Beschwerden und Krankheitsbilder wie es Gelenke gibt, deswegen haben wir eine Systematik eingeführt, die die gängigsten Krankheitsbilder beschreibt, und jeweils die passenden Übungen dazu zusammengestellt. Wenn Sie Beschwerden haben, die hier nicht aufgeführt sind, fragen Sie Ihren behandelnden Arzt oder Therapeuten, welche Übungen aus diesem Ratgeber für Sie geeignet wären.

Folgende Krankheitsbilder sind am weitesten verbreitet:

- Rheumatische Erkrankungen
- Arthrose
  - Sprunggelenksarthrose
  - Gonarthrose (Kniearthrose)
  - Coxarthrose (Hüftarthrose)
  - „Wirbelsäulenarthrose"/Facettengelenksarthrose
  - Fingergelenksarthrosen
- Arthritis
- Gicht
- Fersensporn
- Achillodynie
- Meniskusverletzungen
- Impingement-Syndrom der Schulter/Frozen Shoulder
- Abnutzung oder Riss der Rotatorenmanschette
- Kalkschulter (Tendinosis calcarea)
- Tennis-Ellenbogen
- Golfer-Ellenbogen

Eine Bitte: Vergessen Sie Leistungsdruck und Perfektionsanspruch, motivieren Sie sich mit dem Wohlgefühl, das Sie bald erfahren werden.

Rheumatische Erkrankungen

Rheuma, rheumatische Erkrankungen, Rheumatismus oder Krankheiten des rheumatischen Formenkreises – mit all diesen Begriffen sind eine Vielzahl von Erkrankungen, genauer: über 400 Erkrankungen mit unterschiedlichen Ausprägungen und Krankheitsverläufen gemeint. Diese manifestieren sich vorwiegend im Bewegungsapparat, können aber auch fast alle inneren Organe betreffen.

Sie werden in vier Gruppen eingeteilt:

> **Entzündlich-rheumatische Erkrankungen:** Das sind meist Autoimmunerkrankungen wie die Rheumatoide Arthritis (oder auch Chronische Polyarthritis), entzündliche Erkrankungen in Wirbelsäule und Gelenken (wie Morbus Bechterew, Psoriasis-Arthritis), Entzündungen der Gefäße und schließlich Bindegewebserkrankungen (wie Lupus erythematodes).

> **Degenerative Gelenk- und Wirbelsäulenerkrankungen:** Hier finden wir alle Formen von Arthrosen, Abnutzungen und Bewegungseinschränkungen in allen Gelenken des Körpers.

> **Stoffwechselstörungen:** In deren Folge entstehen rheumatischen Erkrankungen (wie Gicht).

> **Weichteilrheumatismus:** Dies sind Erkrankungen und Beschwerden von nicht-knöchernen Strukturen des Bewegungsapparates wie Muskeln, Sehnen, Faszien (Tennis-Ellenbogen, Achillodynien etc.) oder generalisiertes Weichteilrheuma (wie Fibromyalgie).

Wir legen in diesem Buch den Fokus auf degenerative Gelenk- und Wirbelsäulenerkrankungen sowie lokalisierte Weichteilrheumatiden, da hier der Einsatz von Übungen sehr Erfolg versprechend ist. Bei einer entzündlichen Komponente sind ärztliche Abklärung und oft auch eine dauerhafte Therapie essenziell (siehe Warnhinweis auf S. 15). Aus diesem Grund stellen wir im Folgenden die entzündlich-rheumatischen Erkrankungen vor, damit Sie einen Überblick über die – leider große – Vielfalt der Gelenkbeschwerden bekommen. Wie bereits erwähnt, sollten bei Entzündungen die Übungen dieses Programms nicht angewandt werden, zur Prophylaxe und nach dem Abklingen der Beschwerden sind sie aber durchaus zu empfehlen. Sollten jedoch Schmerzen beim Üben auftreten, respektieren Sie Ihre Grenzen und pausieren Sie besser mit den Übungen.

Arthritis

Im Unterschied zur Arthrose (Gelenkabnutzung) ist die Arthritis eine Entzündung im Gelenk mit den typischen Symptomen Schwellung, Erguss, Überwärmung und Rötung. All das finden wir bei einer Arthrose nicht. Man unterscheidet zwischen einer infektionsbedingten (zum Beispiel nach einer Verletzung oder Operation) und einer nicht-infektionsbedingten Arthritis. Die Arthritisformen, bei denen Keime keine Ursache spielen, werden zu den Erkrankungen des rheumatischen Formenkreises gezählt. Dabei greift der Körper sich selbst an, da er eigene Substanzen fälschlicherweise als fremd einstuft – ein sogenanntes Autoimmun-Geschehen.

Eine spezielle und recht häufige Form, die chronische Polyarthritis (oder auch Rheumatoide Arthritis) kann man durch unterschiedliche Untersuchungen, etwa durch einen Labor- oder Röntgenbefund, feststellen. Bei der Polyarthritis sind mehrere Gelenke betroffen und nicht selten beginnt sie in den Fingergelenken. Die Ausprägung dieser Krankheit ist bei jedem Patienten sehr individuell, typisch dabei sind geschwollene und überwärmte Gelenke, Morgensteife; die Erkrankung greift im fortschreitenden Verlauf auf weitere Gelenke über.

Gicht

Gicht ist eine in Schüben verlaufende Stoffwechselerkrankung, die vor allem zu Entzündungen und Schmerzen in Gelenken führt. Ursache ist ein erhöhter Harnsäurespiegel: Die Kristalle der Harnsäure setzen sich in Gelenken und Gewebe ab und dies kann dauerhaft zu Schädigungen von Knochen, Knorpel und auch der Nieren führen. Bei einem akuten Gichtanfall kommt es im betroffenen Gelenk, oft dem Großzehengelenk, zu klassischen Entzündungssymptomen mit Schmerzen, Schwellung und Rötung. In der chronischen Form werden die Gelenke sukzessive zerstört.

Eine ganz wichtige Komponente ist in diesem Fall die Ernährung. Aus medizinischer Sicht wissen wir, dass insbesondere Alkohol, rotes Fleisch und tierisches Eiweiß – im Übermaß genossen – Gicht begünstigen oder verstärken können.

Über die wichtige Bedeutung der Ernährung bei Gelenkerkrankungen werden Sie im zweiten Teil dieses Buchs noch viel Wissenswertes und Wichtiges erfahren.

Im Folgenden wenden wir uns der häufigsten aller Gelenkerkrankungen zu, die zum Formenkreis der degenerativen Gelenkerkrankungen zählt, der Arthrose.

Arthrose

Etwa ein Viertel der Deutschen leidet an Funktionseinschränkungen des Bewegungsapparats. Allerdings dürfte die Dunkelziffer sehr hoch sein, da viele Betroffene sich nicht darüber im Klaren sind, dass sie eine Erkrankung entwickelt haben. Etwa fünf Millionen Menschen in Deutschland leiden unter symptomatischen Arthrosen – womit die Abnutzung der Gelenke die weltweit häufigste Gelenkerkrankung sein dürfte.

Das Hauptsymptom der Arthrose (auch: Gelenkabnutzung, Gelenkverschleiß) ist die Einschränkung der Beweglichkeit durch Abbau des Knorpels. Grundsätzlich können alle Gelenke davon betroffen sein, die häufigsten und wichtigsten davon werden in den folgenden Kapiteln beschrieben.

Ein paar typische Ursachen von Arthrose sind:

- chronische Überbelastung durch angeborene Gelenkfehlstellungen (wie Hüftdysplasie),
- Übergewicht,
- dauerhafte Fehlbelastung durch einseitige Bewegungs- und Haltungsmuster,
- Fehlstellungen (wie X- oder O-Beine),
- schlecht verheilte Knochenbrüche,
- Stoffwechselerkrankungen wie Gicht oder Diabetes,
- extreme Überbeanspruchung (etwa Hüftgelenksarthrose bei Profisportlern oder Kniegelenksarthrose bei bestimmten Berufsgruppen wie Fliesenlegern),
- mangelnde oder einseitige Bewegung.

Durch die Einschränkung der Beweglichkeit wird das Gelenk weniger benutzt, Schon- und Fehlhaltungen werden verstärkt und das Gewebe um das Gelenk herum wird nicht mehr stimuliert. In den Faszien kommt es zu Verklebungen, Verdrehungen und Steifigkeit, wodurch die Schmerzrezeptoren, die dort in großer Anzahl vorhanden sind, aktiviert werden. Anlauf- und Belastungsschmerzen sind die Folge, lassen jedoch nicht auf den Schweregrad der Arthrose schließen.

Welche Rolle die Risikofaktoren Alter und Übergewicht in Bezug auf Arthrose spielen, wird kontrovers diskutiert. Hierzu gibt es unterschiedliche Studien und Daten, und derzeit keinen Hinweis auf eine eindeutige Korrelation, das heißt, fortgeschrittenes Alter und/oder Übergewicht erhöhen nicht die Wahrscheinlichkeit, an Arthrose zu erkranken. Dies zeigt, wie unterschiedlich die Ursachen und Gründe für abgenutzte Gelenke sein können. Uns ist es wichtig, in diesem Teil des Ratgebers zu zeigen, was man tun kann, wenn eine Arthrose bereits vorhanden ist, wenn sie Probleme bereitet oder wie sie verhindert werden kann – durch gezielte Bewegung.

Unabhängig vom Stadium und von den begleitenden Symptomen ist es notwendig, das Gewebe zu stimulieren, um den Abbauprozess des Knorpels zu stoppen. Übungen, die die richtigen Bewegungswinkel der Gelenke ansteuern und das umliegende Muskel- und Fasziengewebe anregen und beleben, sind die Alternative zu den bekannten Therapien wie Schmerzunterdrückungsmedikamenten, Knorpelaufbausubstanzen, Hormonen und gelenkerhaltenden und -ersetzenden Operationen.

WARNHINWEIS ZU DEN ÜBUNGEN

Spüren Sie Schmerz? Wenn es ein noch angenehmer bis erträglicher Dehnungsschmerz (zum Beispiel in der Wade) ist, können Sie die Übung weiter ausführen. Bei allen anderen, insbesondere stechenden Schmerzen reduzieren Sie die Intensität bis zur Schmerzfreiheit.

Sprunggelenksarthrose

Die Ursache der Sprunggelenksarthrose ist meist in früheren Verletzungen wie Bänderrissen oder Unfällen mit Knochenbrüchen, aber manchmal auch in Zusammenhang mit einer Arthritis (Gelenkentzündung) zu finden. Ausgedehnte Knorpelschäden im oberen Sprunggelenk gehen mit einer Bewegungseinschränkung einher, die bei jedem Schritt schmerzhaft spürbar sein kann. Belastungsabhängig kann das Gelenk in fortgeschrittenen Krankheitsverläufen anschwellen, was die Einschränkung der Beweglichkeit und die Schmerzen verstärkt.

Eine zweite Ursache sind Instabilitäten im Sprunggelenk, die meist durch Bänderrisse hervorgerufen wurden. Diese verursachen auf Dauer wiederum Knorpelschäden. Daher ist es bei der Auswahl der Übungen wichtig, sowohl die Beweglichkeit als auch die Stabilität im Sprunggelenk zu verbessern.

Bevor Sie mit den Übungen beginnen, lockern Sie mit einem Massage- oder Faszienstab die verspannte Wadenmuskulatur. Bei eingeschränkter Sprunggelenkfunktion können wir fast immer Verkürzungen in diesem Muskelbereich beobachten, und Verspannungen in der umliegenden Muskulatur führen logischerweise zu weniger Bewegungsspielraum im Gelenk. Wenn Sie keinen Stab zur Hand haben, können Sie auch ein Nudelholz verwenden.

Bewegen Sie zum Lockern der Muskulatur den Stab oder das Nudelholz langsam auf dem Wadenmuskel auf und ab. Verweilen Sie vor allem an der Innen- und Außenseite der Wade – dort finden Sie vermutlich mehr Schmerzpunkte.

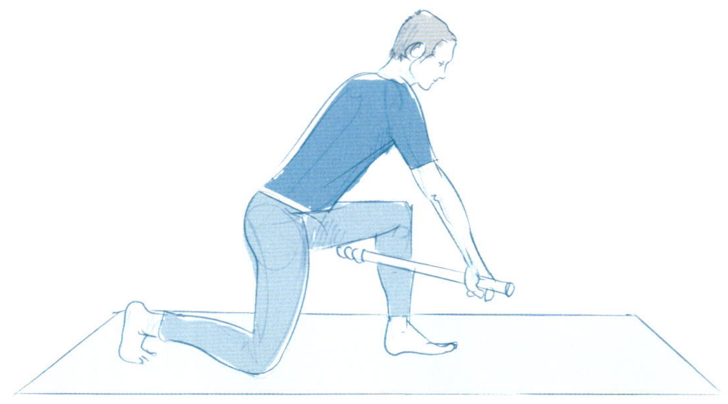

Ziel dieser Übungen ist es, vor allem die Beugung des Sprunggelenks zu mobilisieren. Diese Bewegungsrichtung benötigen wir im Alltag am häufigsten, etwa beim Gehen – zugleich ist sie meist am stärksten eingeschränkt.

Sprunggelenk mobilisieren

Schritt 1
Knien Sie sich auf den Boden und stellen Sie den rechten Fuß auf. Ober- und Unterschenkel bilden einen rechten Winkel. Eine gefaltete Decke polstert empfindliche Knie. Legen Sie Ihre Hände auf dem rechten Oberschenkel ab.

Schritt 2

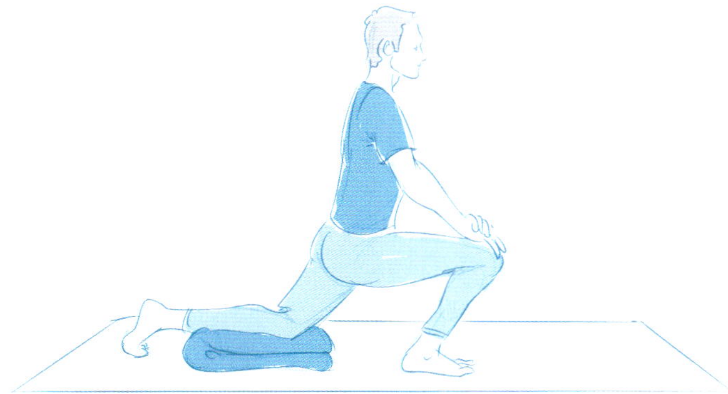

Bewegen Sie das rechte Knie nach vorn, sodass Sie das Sprunggelenk beugen. 30 Sekunden bis 2 Minuten halten, danach wechseln Sie die Seite.

Variante an der Wand
Wenn Sie Schwierigkeiten haben zu knien, können Sie alternativ diese Übung durchführen. Legen Sie die Hände in Schulterhöhe an die Wand und setzen Sie einen Fuß vor den anderen in etwa einer Fußlänge Abstand. Beugen Sie das vordere Knie, bis Sie eine maximale Dehnung im Sprunggelenk wahrnehmen.

Halten Sie die Position für etwa 30 Sekunden bis 2 Minuten. Danach wechseln Sie die Seite.

Knie beugen

Schritt 1
Im aufrechten Stand strecken Sie die Arme nach oben, während Sie einatmen.

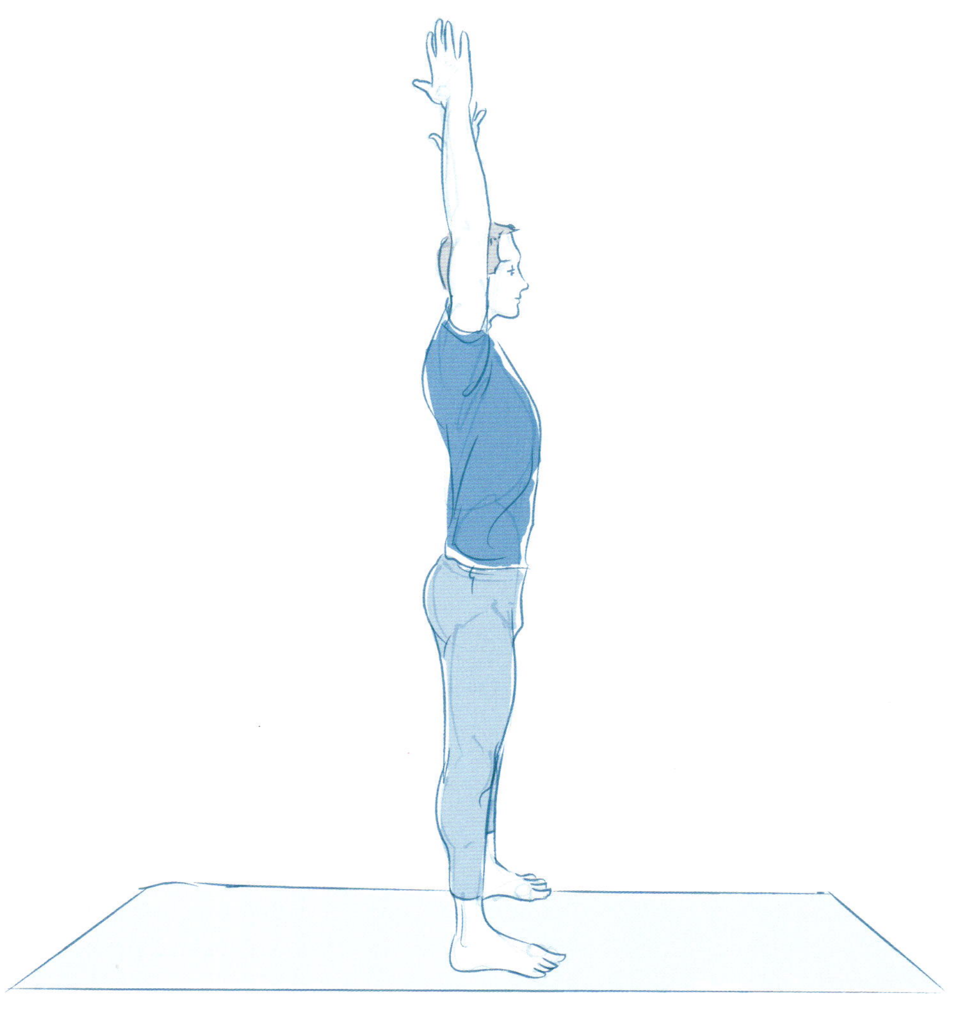

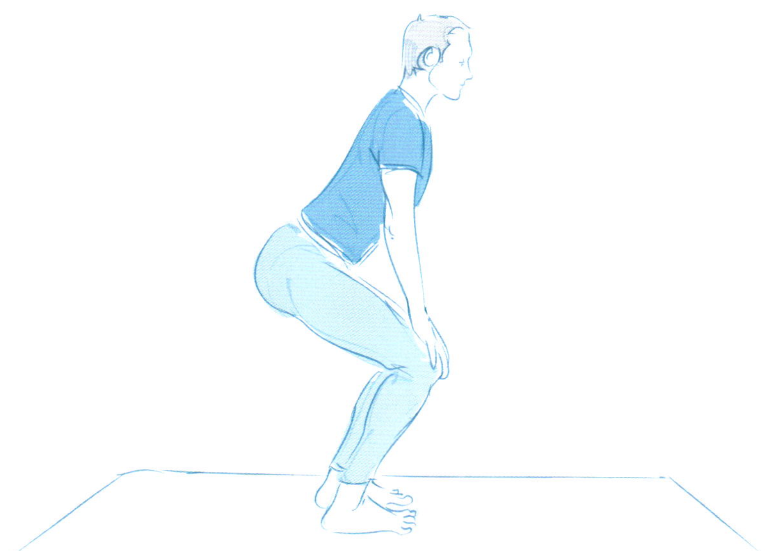

Schritt 2
Beugen Sie die Knie und legen Sie die Hände auf den Oberschenkeln ab – dabei atmen Sie aus. Dann richten Sie sich wieder auf und strecken die Arme. Das wiederholen Sie ungefähr eine Minute lang, wobei Sie kontinuierlich immer tiefer nach unten in die Hocke gehen.

Variante für Fortgeschrittene
Sie halten während der Übung in jeder Hand eine Hantel oder ein Gewicht (zum Beispiel Kugelhanteln von drei bis acht Kilogramm).

Bitte beachten: Die Ferse sollte nicht vom Boden abheben, sonst wird das Sprunggelenk nicht weiter gebeugt.

Das Knie darf nicht nach links oder rechts ausweichen, sondern sollte nach vorn zeigen.

Achtung: Oft hört man, dass das Knie sich über dem Fußgelenk befinden sollte und nicht über den Fuß nach vorn ragen darf. Doch in diesem Fall kommt es zu keiner Mobilisation und Bewegung im Sprunggelenk. Wir benötigen genau diese Bewegung! Das Knie sollte jedoch nicht zur Seite ausweichen.

Kniearthrose (Gonarthrose)

Fortschreitender Gelenkverschleiß führt zur Abnutzung des Knorpels im Kniegelenk. Dadurch ist die Gleitfähigkeit im Gelenk reduziert, und es kommt zum Verlust der wichtigen Stoßdämpferfunktion des Knies beim Gehen und Laufen. Die Kniearthrose verläuft allerdings lange Zeit unbemerkt, eine Einschränkung in der Beweglichkeit zeigt sich meist erst spät. Treten schließlich Symptome wie Belastungs- oder Anlaufschmerzen auf, die die Beweglichkeit einschränken, wird Hilfe beim Arzt oder Therapeuten gesucht.

In jedem Stadium der Abnutzung ist es unerlässlich, die Beweglichkeit aufrechtzuerhalten, Schmerzen zu verringern oder gar nicht erst entstehen zu lassen. Besonders hilfreich ist es, die Spannung in der Muskulatur um das Gelenk herum zu lösen und effektiv zu dehnen.

Dafür haben wir zwei einfache Übungen ausgewählt, die Sie auch jederzeit am Arbeitsplatz oder unterwegs ausführen können.

Dehnung der vorderen Oberschenkelmuskulatur

Bei dieser Übung können Sie sich an einer Wand abstützen, da es hier nicht primär um die Balance geht, sondern um Dehnung der verkürzten Muskulatur.

Beugen Sie das rechte Knie, führen Sie den Fuß Richtung Gesäß und greifen Sie den Knöchel.

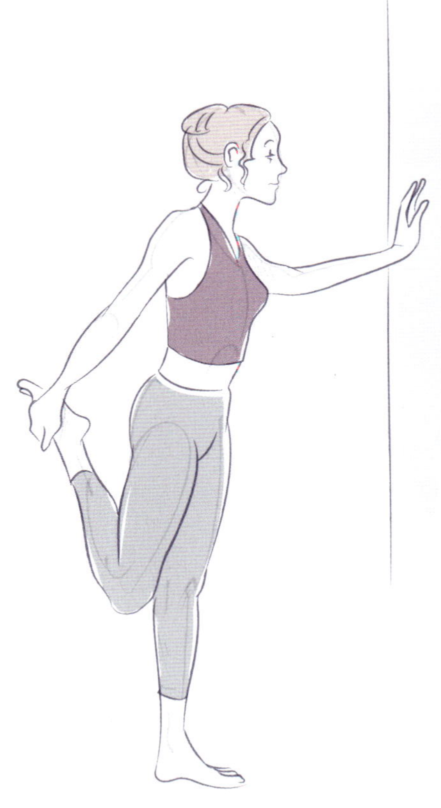

Variante mit Sessel oder Tisch

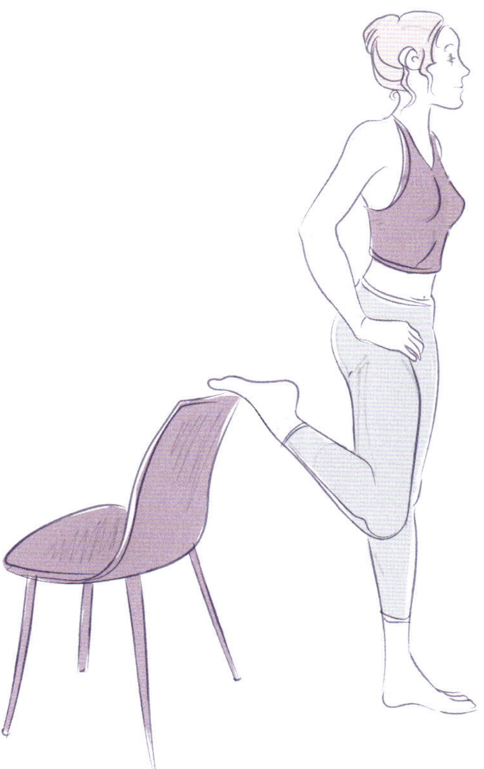

Fällt Ihnen das schwer oder entsteht ein unangenehmer Schmerz (zum Vergleich: ein Dehnungsschmerz ist eine noch angenehme und gleichmäßige Empfindung), dann können Sie alternativ den Fuß auch nach hinten auf einem Sessel oder weiter nach oben auf einem Tisch ablegen.

Je näher Sie die Ferse an das Gesäß bringen, desto intensiver spüren Sie die Dehnung in der vorderen Oberschenkelmuskulatur.

Halten Sie die Dehnung für ungefähr 30 Sekunden bis 2 Minuten pro Seite. Sie können dabei schrittweise die Dehnung verstärken.

Wichtig: Achten Sie darauf, dass Sie die Hüfte auf der Seite des Spielbeins, also des angewinkelten Beins, nicht nach hinten zieht, sonst würde der Dehnungseffekt abgeschwächt.

Achtung: Spüren Sie ein unangenehmes Brennen in der Knievorderseite? Dann reduzieren Sie die Intensität der Dehnung und bewegen Sie den Fuß weiter weg vom Gesäß.

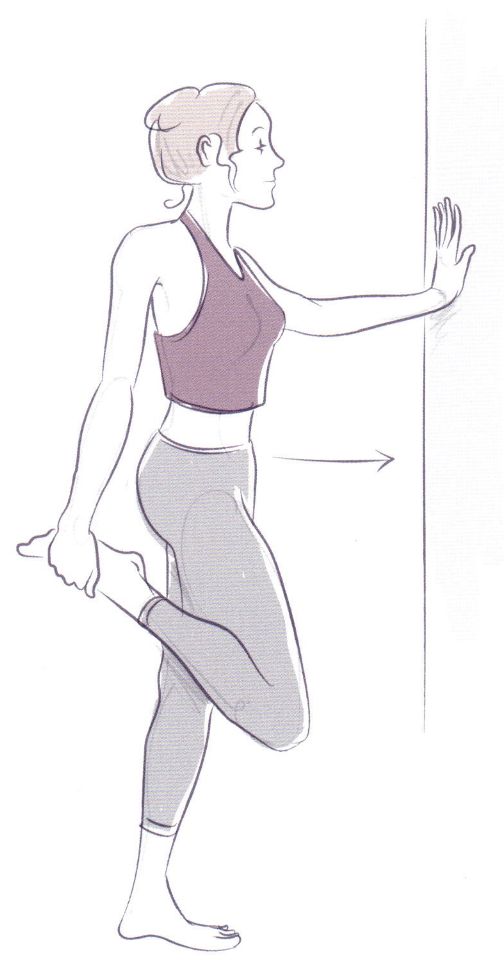

Dehnung der hinteren Ober- und Unterschenkelmuskulatur

Auch diese Übung lässt sich an einer Wand ausführen. Stützen Sie sich mit den Händen ab und bringen Sie einen Fuß vor den anderen, wobei das vordere Bein gebeugt und das hintere gestreckt wird. Wählen Sie Ihren individuellen Abstand so, dass Sie eine deutliche Dehnung in der Wadenmuskulatur spüren können. Halten Sie die Dehnung für ungefähr 30 Sekunden bis 2 Minuten pro Seite. Sie können dabei schrittweise die Dehnung verstärken, indem Sie das hintere Bein immer mehr in die Streckung bringen und/oder das vordere Bein stärker beugen.

Wichtig: Die Zehen des hinteren Fußes sollten nach vorn ausgerichtet bleiben und nicht nach außen oder innen zeigen.

Tipp: Je mehr Sie, bei gestrecktem hinterem Bein, das vordere Bein beugen, desto intensiver wird die Dehnung der verspannten Wadenmuskulatur, dieser typischen Begleiterscheinung bei Knieschmerzen.

Wenn Sie nur diese beiden Übungen ein oder zwei Mal täglich einstreuen, wird es zu einer deutlichen Lösung der Spannung im Gewebe rund um das Kniegelenk kommen. Für weitere Übungen konsultieren Sie Ihren Arzt oder Therapeuten.

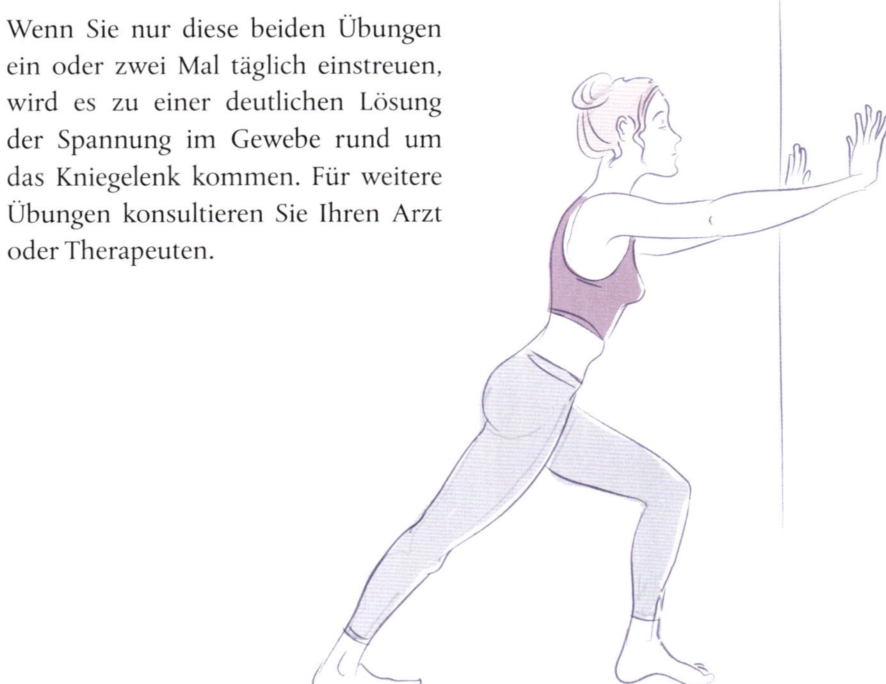

Hüftarthrose (Coxarthrose)

Der Ersatz des Hüftgelenks durch ein künstliches Gelenk gehört zu den häufigsten Operationen, und so sind die Wartezeiten für einen OP-Termin zum Teil sehr lang; Zeit, die nutzbringend für unsere Übungen eingesetzt werden kann. Hüfte und Hüftgelenk können in allen Altersgruppen durch verschiedene Ursachen und Krankheiten geschädigt werden. Diese einzeln aufzuzählen, soll nicht Inhalt dieses praxisnahen Buches sein. Wie bei allen Formen der Arthrose tritt auch hier eine Bewegungseinschränkung auf – in der Hüfte hat diese besonders große Bedeutung, da unser gesamter Bewegungsapparat darunter leidet: Alltägliches wie Gehen, Aufstehen, Treppen steigen oder Schuhe anziehen wird zum Problem. Die Betroffenen nehmen mehr oder weniger unbewusst Schonhaltungen ein, um diese Einschränkungen auszugleichen. Muskeldysbalancen und Fehlhaltungen entstehen, was wiederum mit der Zeit zu Schmerzen führen muss.

Hauptsächlich betroffen ist der wichtige Hüftbeugermuskel *(psoas major)*. Ist dieser Muskel durch reduzierte Bewegung dauerhaft verkürzt, kommt es zu Folgeproblemen im unteren Rücken und bald im gesamten Bewegungsapparat. Der „Psoas" soll mithilfe der ersten Übung gedehnt werden, um die Wirbelsäule aufzurichten und das Hüftgelenk beweglicher zu machen.

Eingeschränkte Beweglichkeit hat immer Spannung im umgebenden Gewebe zur Folge. Der wichtige Gesäßmuskel, den wir für fast alle großen Bewegungen im Körper benötigen, leidet bei einer Hüftarthrose unter besonders viel Spannung. Dieser soll in der zweiten Übung, die unter anderem auch am Arbeitsplatz leicht ausgeführt werden kann, stimuliert und gelöst werden.

Dehnung des Hüftbeugers („Psoas")

Schritt 1

Das linke Knie auf eine Matte oder, etwas gepolstert, auf eine Decke gestützt, stellen Sie das rechte Bein nach vorn und winkeln es an. Hierbei kann das rechte Knie etwas hinter der rechten Ferse platziert werden, sodass es sich bei der Bewegung nach vorn über der Ferse befindet. Die Zehen des linken Fußes sind aufgestellt, um die Dehnung im Hüftbeuger zu verstärken.

Schritt 2

Strecken Sie die Arme beim Einatmen nach oben und achten Sie darauf, im unteren Rücken nicht zu stark ins Hohlkreuz zu sinken. Sie können das relativ einfach korrigieren, indem Sie das Schambein auf der Vorderseite des Körpers nach oben und das Steißbein auf der Rückseite des Körpers nach unten bewegen. So bleibt der untere Rücken lang, die Wirbelsäule aufrecht und der Hüftbeuger wird wirkungsvoll gedehnt.

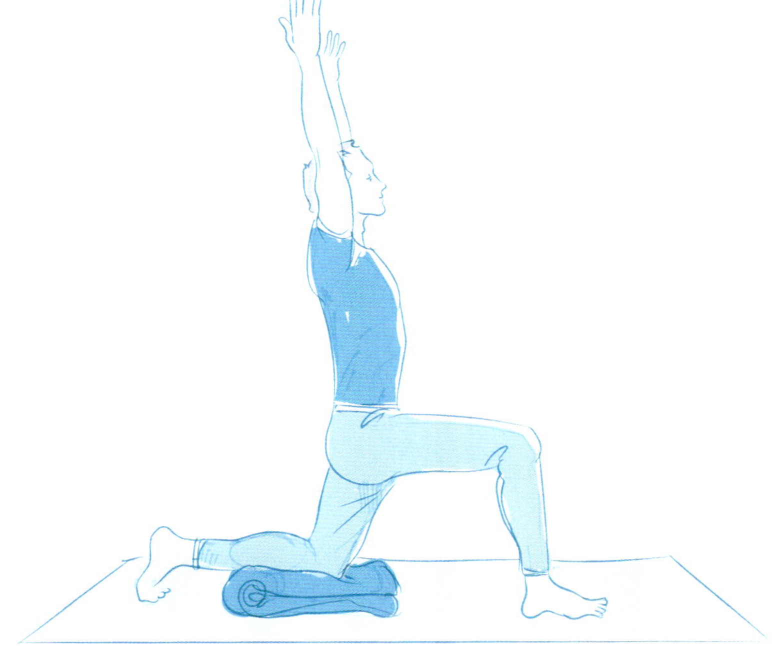

Schritt 3
Atmen Sie aus und bringen Sie die Hände auf den rechten Oberschenkel. Bleiben Sie aufgerichtet.

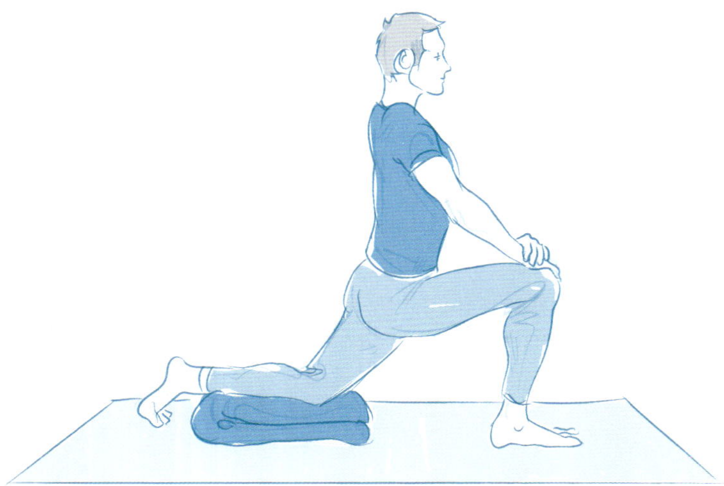

Nun kommen Sie wieder zurück zu Schritt 2 und strecken Sie einatmend die Arme wieder nach oben, die Aufrichtung im Oberkörper unterstützend.

Wiederholen Sie diese Bewegung acht Mal und bleiben Sie anschließend etwa 1 Minute in der Haltung mit den Händen auf dem Oberschenkel. Dabei sollten Sie eine deutliche Dehnung im linken Hüftbeuger wahrnehmen. Dann wechseln Sie die Seite.

Achtung: Das vordere Knie sollte nicht nach links oder rechts ausweichen, sondern mittig über dem Fuß ausgerichtet bleiben. Halten Sie immer Oberkörper und Wirbelsäule aufrecht.

Dehnung des Gesäßmuskels (Gluteus medius)

Schritt 1
Setzen Sie sich auf einen Stuhl und legen Sie auf Ihrem linken Oberschenkel das rechte Bein oberhalb des Knöchels ab.

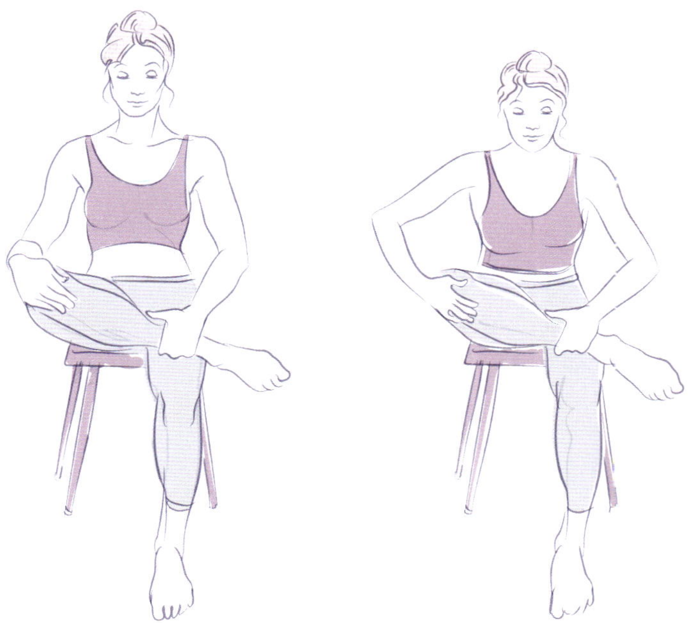

Schritt 2
Nun richten Sie den Oberkörper auf. Hier ist eine Lordose, ein leichtes Hohlkreuz, im unteren Rücken erlaubt und sogar erwünscht. Dadurch kommt es zu einer intensiven Dehnung des rechten seitlichen Gesäßmuskels.

Schritt 3
Bewegen Sie den aufgerichteten Oberkörper langsam weiter nach vorn, um die Dehnung zu intensivieren. Dies kann natürlich je nach Einschränkung angepasst werden. Versuchen Sie mindestens 30 Sekunden bis max. 2 Minuten auf jeder Seite in dieser Position zu bleiben.

Wirbelsäulenarthrose (Facettengelenksarthrose, Spondylarthrose)

Hier steht der Verschleiß der kleinen Wirbelsäulengelenke (Facettengelenke) vor allem im Hals- und Lendenwirbelsäulenbereich im Vordergrund. Bei mehr als 90 Prozent der über 60-Jährigen findet man eine Wirbelsäulenarthrose, allerdings kommt es bei weniger als einem Viertel der Betroffenen zu Beschwerden. Es gibt verschiedene weitere degenerative (abbauende) Wirbelsäulenprozesse, die hier nicht im Einzelnen aufgezählt werden können, die jedoch alle eines gemeinsam haben: Der Platz für die Bandscheiben (die „Stoßdämpfer" der Wirbelsäule) wird geringer, und knöcherne Anbauten können entstehen; im schlimmsten Fall kann die Wirbelsäule versteifen. Die Folge ist eine massive Bewegungseinschränkung, außerdem kann es zu starken Schmerzen kommen, wenn Nervenwurzeln betroffen sind.

Der untere Rücken wird oft falsch belastet, wird bei Bewegungen herangezogen, für die er eigentlich nicht geschaffen ist: Bewegungen, die viel Mobilität erfordern, aber auf zu wenig Stabilität treffen. Wir beobachten das zum Beispiel in vielen Yogakursen, in denen Rückbeugen primär aus dem unteren Rücken ausgeführt werden. Dies führt zu mehr Hypermobilität, weniger Stabilität und damit zu einem übermäßigen Hohlkreuz und zur Abnutzung der Wirbelsäulengelenke. Die Folge sind oft Schmerzen und eine daraus resultierende Bewegungseinschränkung. Deshalb konzentrieren wir uns mit den folgenden Übungen auf diesen Bereich. Aus den genannten Gründen ist eine Kombination aus Beweglichkeit (Übung „Katze-Kuh") und mehr Stabilität (Übung „Rücken strecken und dehnen") vorteilhaft.

Katze-Kuh

Schritt 1
Kommen Sie in den Vierfüßlerstand. Wenn das in den Knien unangenehm ist, legen Sie eine Decke zur Polsterung unter. Hand- und Schultergelenke sowie Hüft- und Kniegelenke bilden eine senkrechte Linie.

Schritt 2
Verlängern Sie die Wirbelsäule, indem Sie einatmend das Brustbein nach vorn schieben.

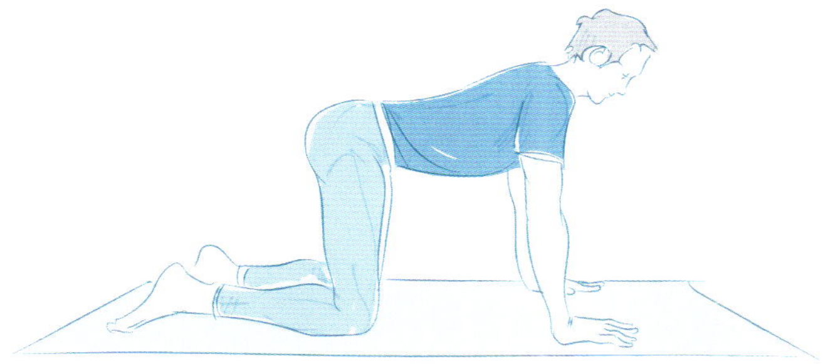

Wichtig: Die Hüfte bewegt sich nicht mit: Machen Sie die Bewegung nicht aus dem ganzen Körper heraus, sondern nur aus der Brustwirbelsäule. Das ist nur eine ganz kleine Bewegung, der untere Rücken darf nicht in ein übermäßiges Hohlkreuz sinken wie im Bild unten.

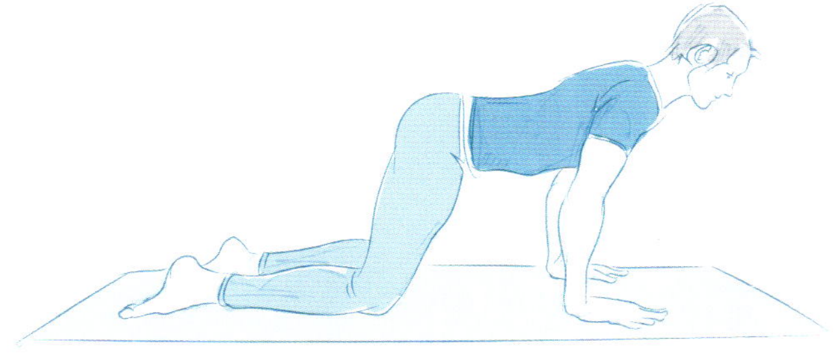

Tipp: Korrigieren Sie das Hohlkreuz, indem Sie das Schambein auf der Vorderseite des Körpers nach oben und das Steißbein auf der Rückseite des Körpers nach unten bewegen. So bleibt der untere Rücken lang und kann nicht einsinken.

Schritt 3

Mit der Gegenbewegung erzeugen Sie ausatmend einen runden Rücken, indem Sie ihn Richtung Decke schieben. Jetzt können Sie bewusst den unteren Rücken ansteuern und möglichst rund machen. Dies fördert die Beweglichkeit.

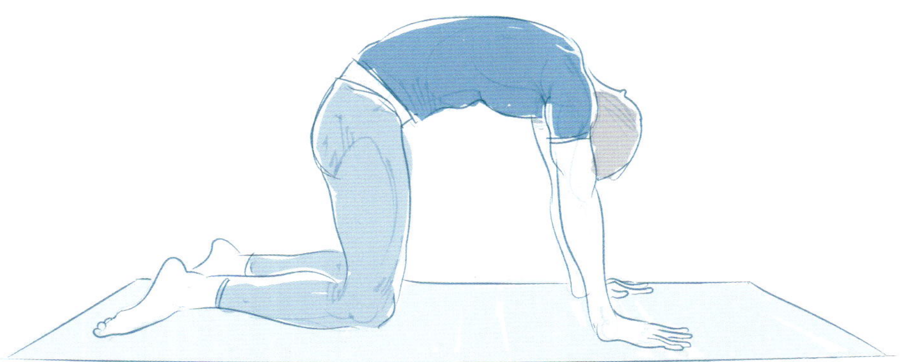

Wiederholen Sie die Schritte 2 und 3 langsam und aufmerksam zwölf Mal; atmen Sie dabei wie beschrieben gleichmäßig und ruhig ein und aus.

Rücken strecken und dehnen

Schritt 1
Legen Sie sich auf den Rücken und bringen Sie die Beine so in die Höhe, dass sich die Knie- und Fußgelenke senkrecht übereinander in einer Linie befinden.

Schritt 2
Strecken Sie die Arme am Boden nach hinten aus und heben Sie das Becken so weit wie möglich vom Boden ab.

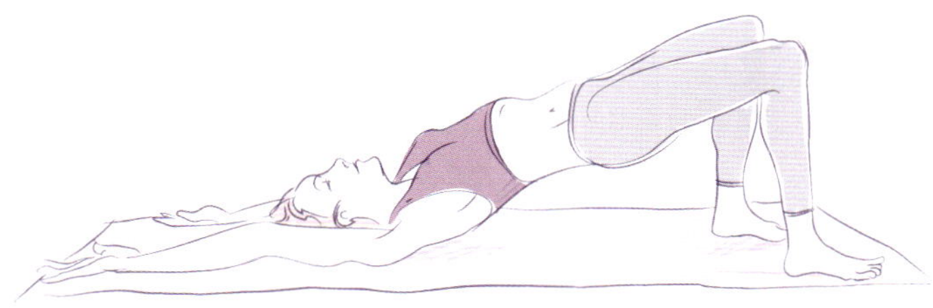

Achtung: Wenn Sie Schmerzen im unteren Rücken bekommen, heben Sie das Becken weniger weit nach oben. Die Übung sollte wie jede Übung schmerzfrei ausgeführt werden.

Schritt 3
Nun legen Sie die Hüfte wieder am Boden ab und ziehen Sie die Knie zur Brust.

Wiederholen Sie die Schritte 2 und 3 langsam zehn Mal und atmen Sie dabei gleichmäßig und ruhig ein und aus.

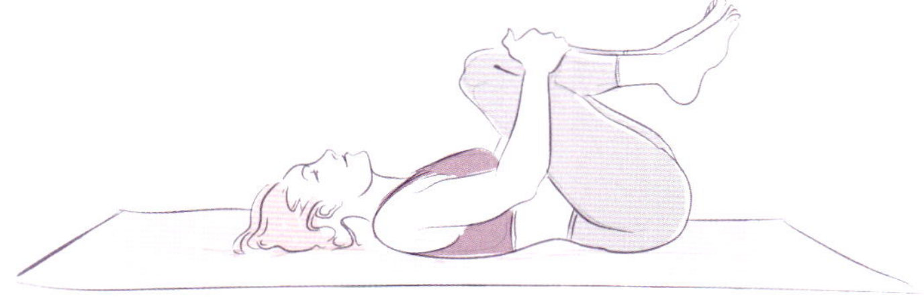

Fingergelenksarthrosen

Eine Form der Arthrose, die in Zukunft mit Sicherheit noch viel mehr Menschen betreffen wird, ist die Fingergelenksarthrose. Die intensive Nutzung unserer Smartphones und Tablets führt zu „Digital Fingers“ – damit meinen wir vor allem die Abnutzungserscheinungen der Daumen, die sich in einer permanent angespannten Beugehaltung befinden. Arthrosen im Daumengrund- und Daumensattelgelenk werden immer häufiger diagnostiziert.

Bei Fingergelenksarthrosen treten schmerzhafte, aber auch schmerzfreie Bewegungseinschränkungen der Fingergelenke auf, oft begleitet von starken Schwellungen. Kommt es zu Abnutzungsschäden im Knorpel, kann er seine Funktion, Stöße und Druck gleichmäßig auf die Knochenoberfläche zu verteilen, nicht mehr erfüllen. Arthrose und auch die begleitenden Beschwerden können grundsätzlich in allen Fingergelenken und Fingern auftreten. Relativ häufig passiert das in den Fingermittelgelenken (Bouchard-Arthrose), Fingerendgelenken (Heberden-Arthrose) sowie dem Daumensattelgelenk (Rhizarthrose) und den Handgelenken. Bei der Therapie wird oft nicht an die Muskeln, Sehnen und das Bindegewebe gedacht, die diese Regionen versorgen. Daher starten wir mit den Übungen bereits im Unterarm, um die dort erhöhte Spannung in der Strecker- und Beugeseite zu lösen. Diese Muskel-, Sehnen- und Faszienstränge führen in die einzelnen Finger.

Dehnung der Streckermuskeln

TEIL 1

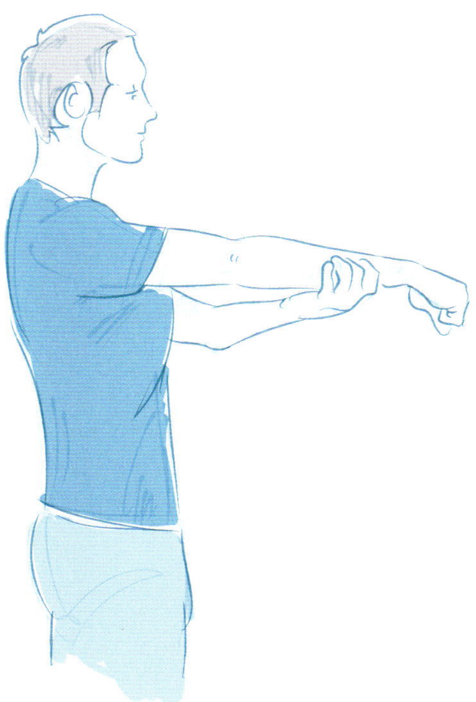

Schritt 1

Strecken Sie den rechten Arm nach vorn aus und ballen Sie die rechte Hand zur Faust. Das Handgelenk bleibt gerade in einer Linie mit dem Unterarm. Nun greifen Sie mit der linken Hand von unten fest um Ihren rechten Unterarm und ziehen das Gewebe beginnend am Handgelenk in Richtung Schulter zu sich.

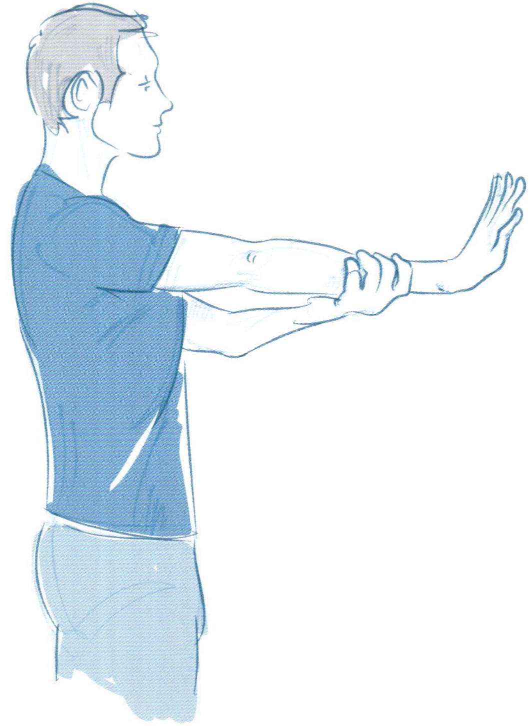

Schritt 2

Dadurch erzeugen Sie eine Dehnung, die Sie nun intensivieren, indem Sie die Finger der rechten Hand abspreizen, wobei das Handgelenk in einer Linie mit dem Unterarm bleibt. Danach ballen Sie die Hand wieder zur Faust und beugen Sie das Handgelenk nach unten. Wiederholen Sie Schritt 1 und 2 nun insgesamt zwölf Mal.

TEIL 2

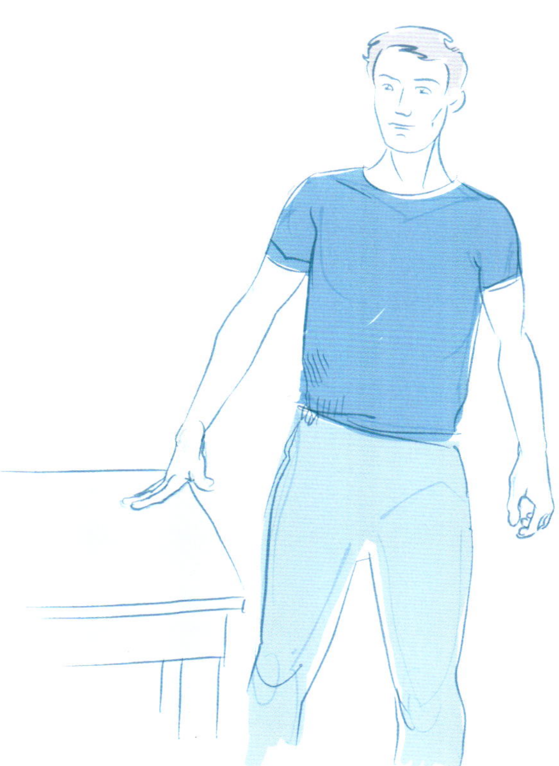

Stützen Sie jetzt die Fingerspitzen ohne den Daumen auf einem Tisch ab, sodass Sie die Dehnung in der gesamten Länge der Finger wahrnehmen können. Bleiben Sie so für 30 bis 40 Sekunden. Dabei können Sie den Druck besonders auf den oder die Finger mit der Arthrose legen (zum Beispiel verstärkt auf Zeige- und Mittelfinger).

Dehnung der Beugermuskeln

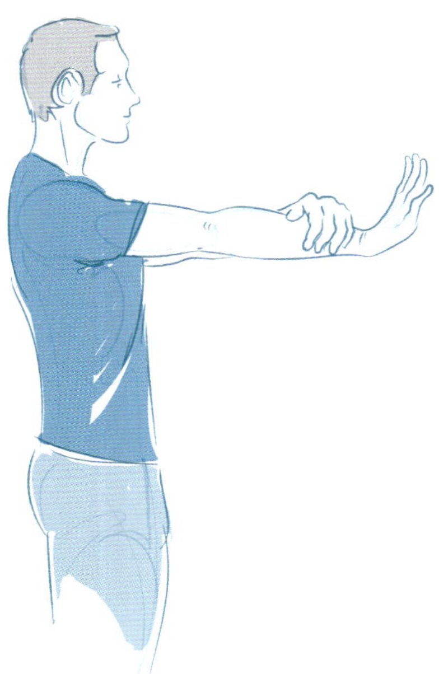

TEIL 1

Schritt 1

Strecken Sie den rechten Arm aus, die Finger nach oben gestreckt, und fassen Sie mit der linken Hand von oben fest auf Ihren rechten Unterarm. Die Finger der linken Hand liegen dabei außen am rechten Unterarm. Nun schieben Sie die rechte Hand gegen den Druck der linken nach vorn und erzeugen gleichzeitig einen festen Zug nach hinten mit der linken Hand.

Schritt 2

Dadurch erzeugen Sie eine Dehnung, die Sie nun intensivieren, indem Sie die Finger der rechten Hand nach unten bewegen und dann langsam zu einer Faust formen. Dann strecken Sie die Finger wieder nach oben aus. Diese Bewegung wiederholen Sie zwölf Mal.

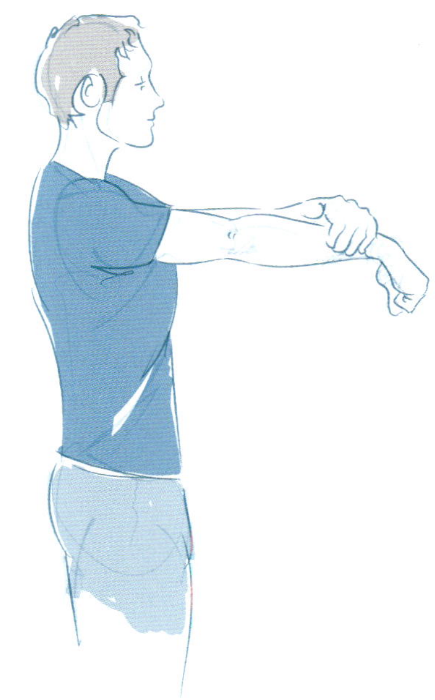

TEIL 2

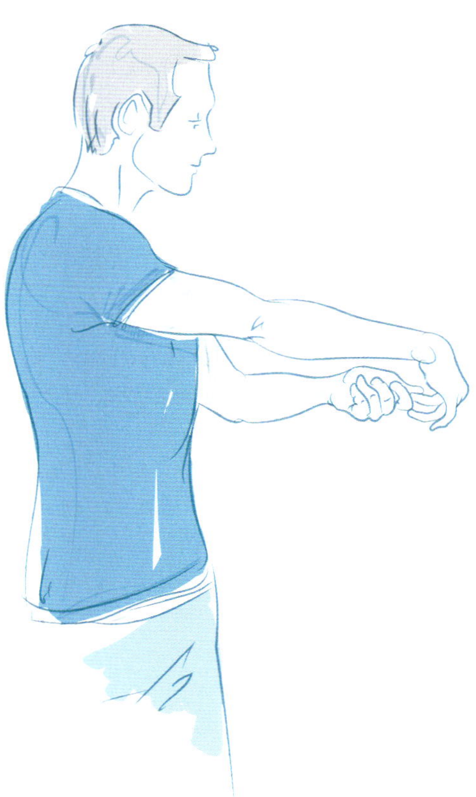

Jetzt greifen Sie mit Ihrer linken Hand zu den von Arthrose betroffenen Fingern und verstärken dort die Beugebewegung für etwa 30 bis 40 Sekunden.

Fersensporn

Unter Fersensporn versteht man im Allgemeinen die verbreitete Ausprägung an der Unterseite der Ferse, dort, wo die Sehnenplatte (Plantarfaszie) der Fußsohle ansetzt. Dieser Form des Fersensporns widmen wir uns hier im Speziellen. Der Fersensporn an der Hinterseite des Fersenbeins erzeugt Schmerzen im Bereich der Achillessehne. Gegen diese Form können Sie die Übungen zur „Achillodynie" (siehe S. 45) anwenden.

Durch verstärkte Zugbelastung der Plantarfaszie an der Unterseite der Ferse kommt es zu einer Verkalkung des Sehnenansatzes und einem dornförmigen Auswuchs. Beschwerden treten meist erst dann auf, wenn sich die Plantarfaszie entzündet und starke Schmerzen beim Auftreten mit dem Fuß verursacht. Dazu kommt es, wenn langfristig der Zugbelastung nicht entgegengewirkt wird. Begünstigt wird die Belastung unter anderem durch ein abgesenktes Fußgewölbe, falsche Haltungs- und Bewegungsmuster oder physiologisch ungünstige Schuhe.

Wie werde ich nun diese Schmerzen wieder los? Wenn die Spannung im Fasziengewebe geringer wird, kommt weniger Zug auf die Plantarfaszie, die Entzündung geht zurück und der Sporn verursacht keinen oder weniger Schmerzen.

Beim Fersensporn ist direkt kein Gelenk betroffen, aber es handelt sich um eine sehr häufige Erkrankung des Fersenbeins, unter der viele Menschen leiden. Daher widmen wir diesem Thema auch ein eigenes Unterkapitel. Grundsätzlich kann man bei Gelenkerkrankungen immer diskutieren, ob direkt das Gelenk, die umliegende Muskulatur oder das (Faszien-) Gewebe betroffen sind. Meistens ist es eine Kombination aus allem.

Sporn finden

Stützen Sie sich mit flachen Händen auf einem Tisch ab und setzen Sie einen Fuß ein kleines Stück weiter nach hinten. Gehen Sie nun mit beiden Beinen in die Knie und heben Sie die Ferse des hinteren Fußes an, die Zehen bleiben am Boden. Beugen Sie das Sprunggelenk so stark wie möglich, sodass Gewicht auf die Zehen kommt. Nun drücken Sie Zehen und Ballen fest in den Boden, damit Sie den Schmerz des Fersensporns wahrnehmen können. Dies ist notwendig, um effektiv die Spannung zu lösen. Bleiben Sie hier 30 bis 60 Sekunden und wiederholen Sie die Übung noch einmal, bevor Sie die Seite wechseln.

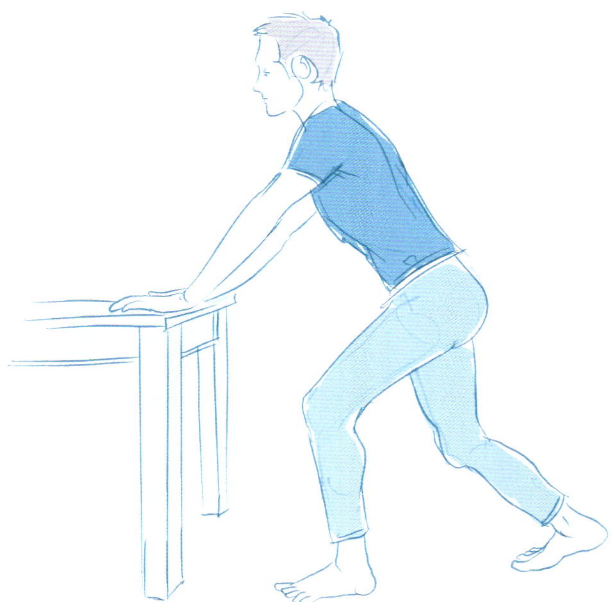

Wichtig: Passen die Winkel des Fußes in der Druckphase an, je nachdem, an welcher Stelle sich der Sporn genau befindet. Das kann mehr Richtung großer Zehe oder auch mehr Richtung kleiner Zehe sein. Probieren Sie es aus!

Spornmassage

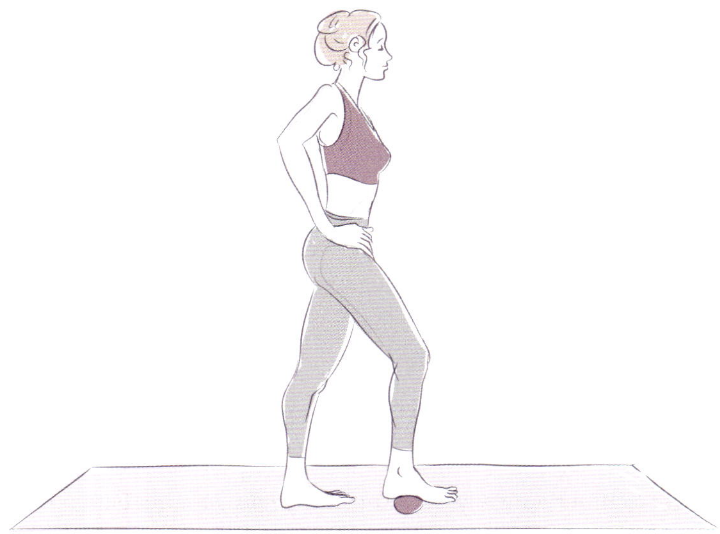

Für diese Übung brauchen Sie einen mittelharten Faszienball. Zur Not tut es auch ein Tennis- oder Golfball, wobei letzterer sehr hart ist und es schwierig sein wird, den Druck zu steuern.

Legen Sie den Ball dort unter Ihren Fuß, wo das Fersenbein endet und die Faszie beginnt. Suchen Sie den exakten Schmerzpunkt und verlagern Sie langsam Ihr Gewicht an diesen Punkt. Bleiben Sie dort 30 bis 60 Sekunden. Dann wandern Sie langsam nach vorn Richtung Zehen und suchen die nächsten Schmerzpunkte. An jedem Punkt bleiben Sie wieder 30 bis 60 Sekunden und verstärken langsam den Druck, indem Sie Ihr Gewicht einsetzen. Das wiederholen Sie, bis Sie alle Schmerzpunkte zwischen Fersenbein und Zehen durchgegangen sind. Das ist eine sehr fordernde, aber umso effizientere Übung zur langfristigen Spannungs- und Schmerzlösung beim Beschwerdebild Fersensporn.

Beachten Sie: Es liegt hier ganz an Ihnen (vor allem, wenn Sie einen harten Ball verwenden), die richtige Mischung zwischen deutlichem, aber heilsamem Schmerz und übermäßigem Druck zu finden.

Achillessehnenschmerzen (Achillodynien)

Die Achillessehne ist die dickste und stärkste Sehne des menschlichen Körpers. Sie ist die gemeinsame Endsehne des dreiköpfigen Wadenmuskels (Triceps surae), der am Fersenbein ansetzt. Die Achillessehne überträgt die Kraft des Wadenmuskels auf den Fuß. Zieht sich der Wadenmuskel zusammen, wird dadurch der Fuß abgesenkt, etwa beim Zehenspitzenstand, beim Joggen oder Springen.

Sie leiden unter Schmerzen in der Achillessehne, und das schon länger? Dann teilen Sie dieses Schicksal mit vielen anderen Menschen. Bestimmte Sportarten oder einseitige Belastungen, die in jedem Fall sehr individuell zu betrachten sind, können der Achillessehne schaden. Im Ruhezustand klingen die Beschwerden meist nach wenigen Tagen ab, kehren aber bei der Belastung sofort wieder zurück und machen eine Wiederaufnahme der Tätigkeit unter Umständen nicht mehr oder nur unter Schmerzen möglich. Auch Bewegungen, bei denen die Achillessehne passiv gedehnt wird, etwa das Anheben der Zehen beim Bergaufgehen, sind schmerzhaft.

Für die Auswahl der richtigen Übungen bedeutet das, dass wir die Spannung in der Wadenmuskulatur lösen müssen.

Wade dehnen

Schritt 1
Stützen Sie sich mit beiden Händen flach an einer Wand ab, setzen Sie das betroffene Bein einen Schritt nach hinten und strecken Sie es. Das vordere Bein ist gebeugt.

Achten Sie darauf, dass beide Füße jederzeit gerade nach vorn zeigen, da sonst die Wadenmuskulatur nicht effektiv gedehnt wird und der Nutzen der Übung ausbleibt.

Schritt 2
Nun strecken Sie das hintere Bein langsam immer mehr durch, sodass die Dehnung in der Wade gut spürbar ist. Gehen Sie langsam immer mehr in die Dehnung hinein und bleiben Sie 2 Minuten in der Position.

Sind beide Achillessehnen betroffen, dann wiederholen Sie die Übung auch auf der anderen Seite.

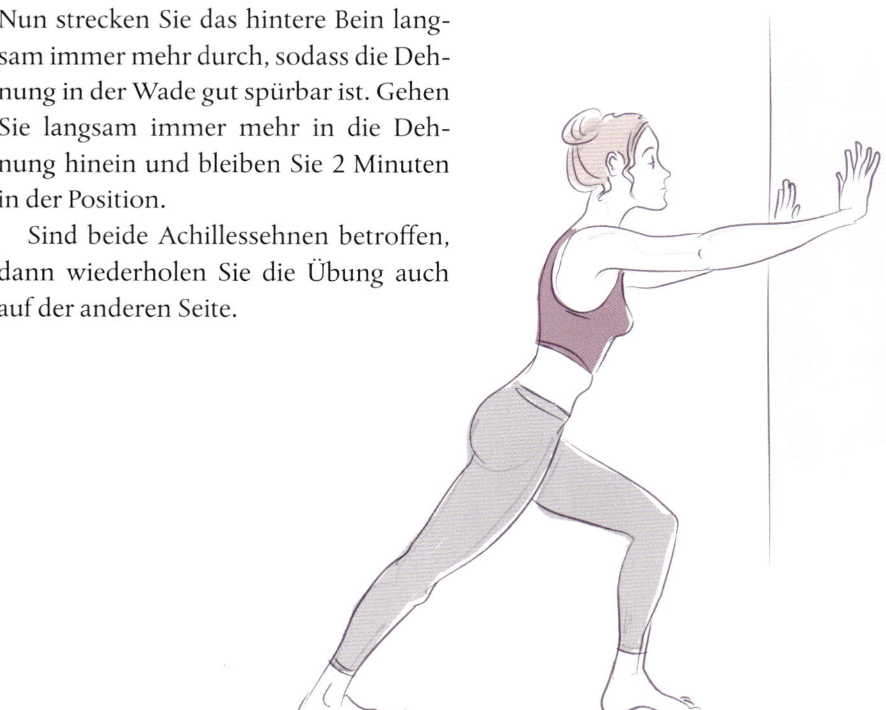

Herabschauender Hund

Schritt 1
Grundstellung dieser Übung ist der aus dem Yoga bekannte Herabschauende Hund: Kommen Sie in den Vierfüßlerstand, die Zehen aufgestellt. Heben Sie nun langsam die Knie vom Boden ab und schieben Sie die Hüfte so weit es geht, nach hinten. Die Arme sind gestreckt und die Hände fest in den Boden gedrückt. Nun beugen Sie beide Knie, wobei der Fuß des betroffenen Beins etwa eine Fußlänge hinter dem anderen Fuß platziert wird.

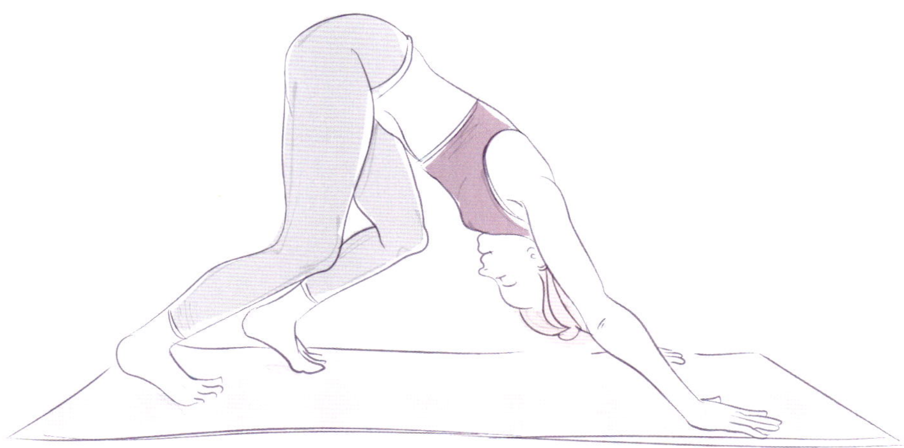

Auch hier achten Sie wieder darauf, dass die Füße gerade nach vorn zeigen und in etwa hüftbreit voneinander entfernt sind.

Schritt 2
Beim Ausatmen, bei dem die Dehnung unterstützt wird, strecken Sie das hintere Bein langsam aus, sodass die Ferse Richtung Boden kommt. Beim Einatmen beugen Sie diesen Fuß wieder.

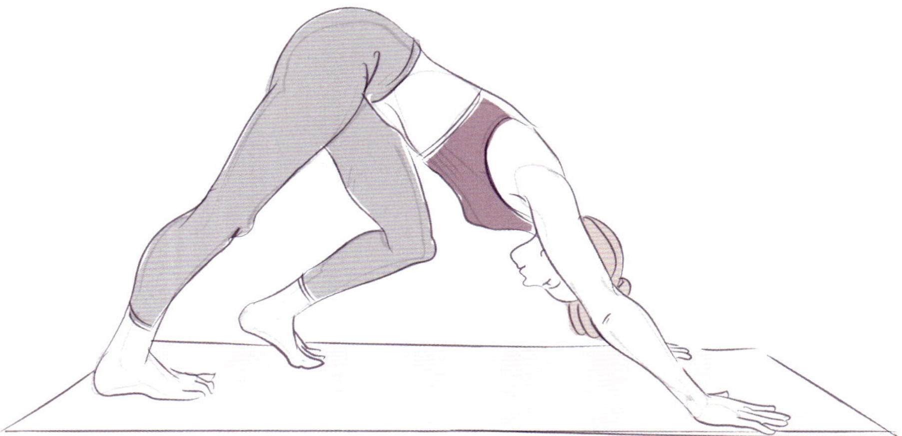

Nun wiederholen Sie Schritt 1 und 2 sehr langsam zwölf Mal. Dann machen Sie eine Pause und wiederholen Sie die Bewegung auf der anderen Seite, wenn diese auch von Achillessehnenschmerzen betroffen ist.

Meniskusbeschwerden

Knieschmerzen können sehr unterschiedlich ausgeprägt sein und werden oft fälschlicherweise als Meniskusschmerzen eingeordnet. Meniskuseinrisse, die durch Verletzungen oder dauerhafte Belastungen entstehen können, sind eindeutig mittels MRT (Magnetresonanztomographie) diagnostizierbar. Aber auch in diesen Fällen gibt es Heilungschancen ohne Operation. Da die Menisci (Außen- und Innenmeniskus) eine ähnliche Funktion wie die Bandscheiben der Wirbelsäule haben, nämlich als Stoßdämpfer zu wirken, wird diese Region durch zu viel Druck und Spannung, die auf das Kniegelenk einwirken, überbelastet. In den meisten Fällen hilft es, die Spannung der umliegenden Muskeln und Faszien zu lösen. Dafür müssen wir die Vorderseite des Beins mit dem Quadrizeps (vordere Oberschenkelmuskulatur) und auch die Hinterseite des Beins (hintere Oberschenkel- und Wadenmuskulatur) in die Übungen miteinbeziehen.

Dehnung der vorderen Oberschenkelmuskulatur

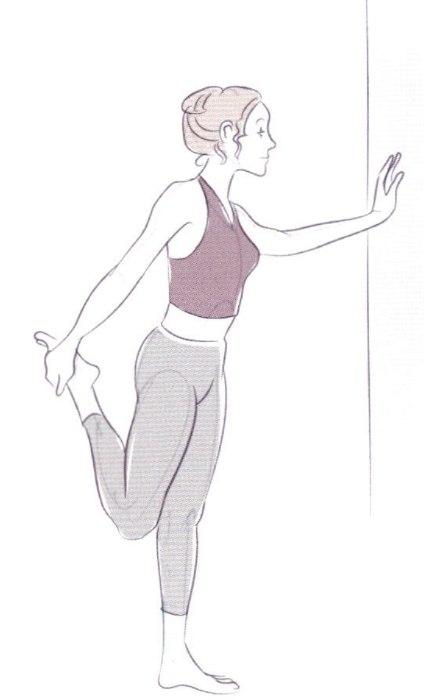

Schritt 1
Legen Sie die linke Hand flach in Schulterhöhe an eine in Armeslänge entfernte Wand und greifen Sie mit der rechten Hand den rechten Knöchel.

Variante
Kommen Sie nur schlecht mit der Hand zum Knöchel, können Sie ein Handtuch, einen Gurt oder einen Gürtel zu Hilfe nehmen. Legen Sie dafür das Handtuch um den Fußrist, greifen Sie beide Enden und ziehen Sie den Fuß Richtung Gesäß.

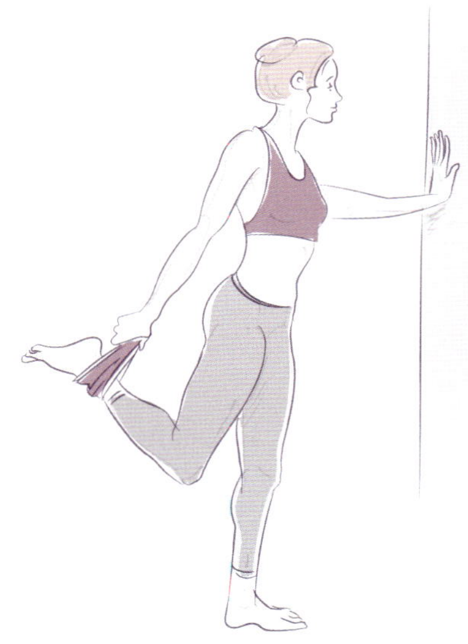

Schritt 2
Beugen Sie das Knie maximal, sodass eine Dehnung auf der Vorderseite des Oberschenkels spürbar wird. Je mehr Sie das Becken sanft nach vorn schieben, desto intensiver wird die Dehnung. Halten Sie die Position für 1 bis 2 Minuten. Dann wechseln Sie die Seite.

Achten Sie darauf, dass das Knie in einer geraden Linie nach unten zeigt und die Oberschenkel parallel bleiben. Das Knie sollte nicht nach außen ausweichen, da sonst die Dehnung nicht erzeugt wird und ein schädlicher, ungleichmäßiger Druck auf das Gelenk entsteht.

Dehnung der hinteren Ober- und Unterschenkelmuskulatur

Schritt 1

Setzen Sie sich auf einer gerollten Matte oder gefalteten Decke so auf den Boden, dass Ihr Becken und damit auch Ihr Oberkörper möglichst aufrecht sind. Strecken Sie das rechte Bein mit leicht gebeugtem Knie nach vorn aus. Die linke Fußsohle legen Sie innen am rechten Oberschenkel ab und lassen das Knie nach außen und unten gleiten. Schmerzt es im Knie, können Sie den Fuß auch weiter nach vorn in Richtung Knie platzieren und/oder eine gefaltete Decke unter das Knie legen.

Schritt 2

Nun greifen Sie mit beiden Händen nach vorn zu den Zehen des rechten Fußes.

Variante

Wenn Sie Ihre Zehen mit den Händen nicht erreichen können, nehmen Sie ein Handtuch zu Hilfe, das Sie um Ihre Fußballen legen und dessen Enden Sie mit beiden Händen greifen.

Bleiben Sie in dieser Stellung für etwa 1 bis 2 Minuten und strecken Sie das rechte Bein langsam und behutsam immer mehr, um die Dehnung zu intensivieren.

Dann die Seiten wechseln und den rechten Fuß an den linken Oberschenkel legen.

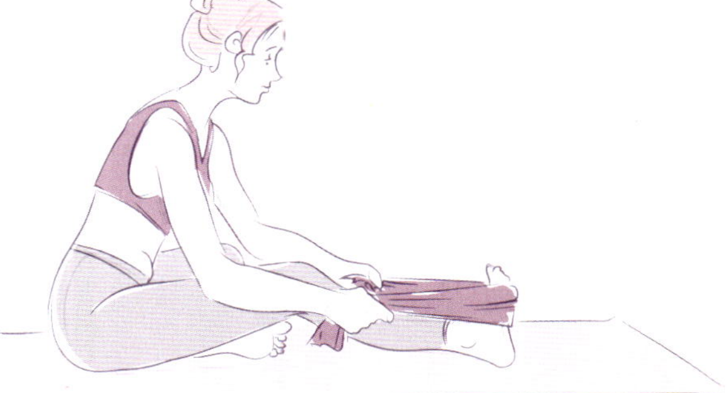

Impingement-Syndrom und Frozen Shoulder

Wer vom Impingement-Syndrom betroffen ist, verspürt vor allem beim seitlichen Heben des Armes über die Horizontale heftige Schmerzen in der Schulter. Wenn eine Schulter zu wenig bewegt wird, verkürzen sich Muskeln und Faszien. Bei Menschen mit sitzenden Tätigkeiten, die ihren Arm fast nie über Schulterhöhe heben, ist das Impingement-Syndrom eine typische Beschwerde. Dabei zieht der Oberarmkopf ans Schulterdach (Akromion) und engt die dort verlaufenden Strukturen wie die Supraspinatussehne oder den Schleimbeutel ein. Die Folgen sind weitere Einschränkungen der Schulter- und Armbeweglichkeit und natürlich Schmerzen. Je nach Dauer der Beschwerden treten weitere Symptome wie nächtliche Schulterschmerzen auf, das Liegen auf der betroffenen Schulter ist dann nicht mehr möglich.

Wenn die Beweglichkeit des Schultergelenkes im weiteren Verlauf des Impingements deutlich abnimmt, wird dies als Frozen Shoulder (eingefrorene Schulter) bezeichnet.

Die Frozen Shoulder beginnt für die meisten Menschen mit plötzlich einschießenden Schmerzen. Diese können unabhängig von Überlastung oder Verletzung der Schulter bei alltäglichen Bewegungen auftreten, etwa, wenn man sich streckt, um etwas von einem hohen Regal zu holen, auf eine Leiter klettert oder sich die Haare föhnt. Die Schulterschmerzen bei der Frozen Shoulder treten dann immer häufiger auf und das schließlich unabhängig von bestimmten Bewegungen. Im schlimmsten Fall steift die schmerzhafte Schulter ein und wird unbeweglich.

Arme nach vorne strecken

Schritt 1
Gehen Sie auf der Matte oder einer Decke in den Vierfüßlerstand. Strecken Sie Ihre Arme nach vorn, wobei die Hände schulterbreit und flach auf der Unterlage aufliegen. Dabei drehen die Hände nicht nach außen, sondern eher nach innen, also ziehen zueinander. Die Finger zeigen jedoch gerade nach vorn.

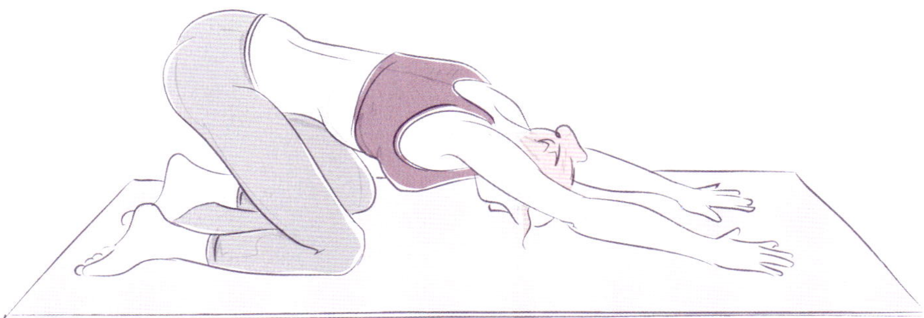

Schritt 2
Dann legen Sie langsam das Gesäß nach hinten ab, sodass die Arme noch mehr gestreckt werden und Sie die Dehnung in Schultern und Armen wahrnehmen können. Bleiben Sie in dieser Stellung für 1 bis 2 Minuten.

Tipp: Kämpfen Sie nicht gegen die Dehnung an, sondern lassen Sie sich langsam noch tiefer sinken, indem Sie der Spannung nachgeben. Das unterstützen Sie am besten mit tiefem Ausatmen. Lassen Sie sich Zeit und sinken Sie immer tiefer hinein.

Schulterdehnung

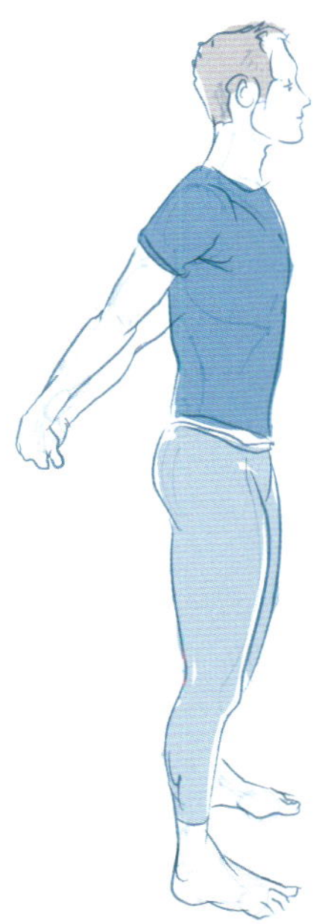

Verschränken Sie die Finger hinter Ihrem Rücken. Dann strecken Sie die Arme nach hinten und oben so weit aus, wie es Ihnen möglich ist, ohne sich nach vorn zu beugen. Die Wirbelsäule sollte aufrecht bleiben. Es darf ruhig kräftig ziehen, damit Stoffwechsel und Durchblutung stimuliert werden. 1 bis 2 Minuten halten.

Bitte beachten: Die Arme bleiben jederzeit ganz gestreckt, um die optimale Wirkung der Übung zu garantieren.

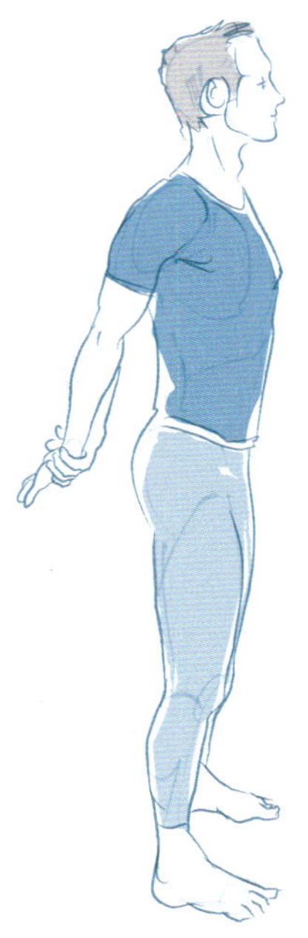

Tipp: Wenn Sie die Arme mit verschränkten Fingern nicht strecken können, fassen Sie abwechselnd ein Handgelenk. Das ist natürlich weniger intensiv, aber eine gute Alternative, wenn die Schultern kaum beweglich sind.

Abnutzung oder Riss der Rotatorenmanschette

Die Schulter ist das Gelenk mit dem größten Bewegungsumfang. Damit ist sie allerdings auch das instabilste Gelenk des menschlichen Bewegungsapparats. Im Unterschied zu den meisten anderen Gelenken gewährleisten hier nicht primär die Knochen die Stabilität, sondern vor allem Bänder und Muskeln. Mehrere Muskeln und deren Sehnen bilden die sogenannte Rotatorenmanschette, die vom Schulterblatt bis zum Oberarmknochen reicht: Supraspinatus, Infraspinatus, Subscapularis und Teres minor. Die Manschette sorgt für die Stabilität des Gelenks, indem sie den großen Oberarmkopf in seine kleine Gelenkpfanne zieht. Das passiert alles auf sehr engem Raum, und daher ist die Schulter sehr anfällig für Schädigungen, Abnutzungen und Entzündungen. Durch einen Sturz oder dauerhafte Abnutzung der Sehnen kann es zur Überstrapazierung der Strukturen kommen. Folge kann ein (Teil-)Riss der Sehnen sein, der die Rotatorenmanschette deaktiviert.

Es ist also sehr wichtig, diese Muskeln zu kräftigen, die die Schulter im gesunden Zustand, aber auch im Fall von Beschwerden stabilisieren.

Schulter-Flow

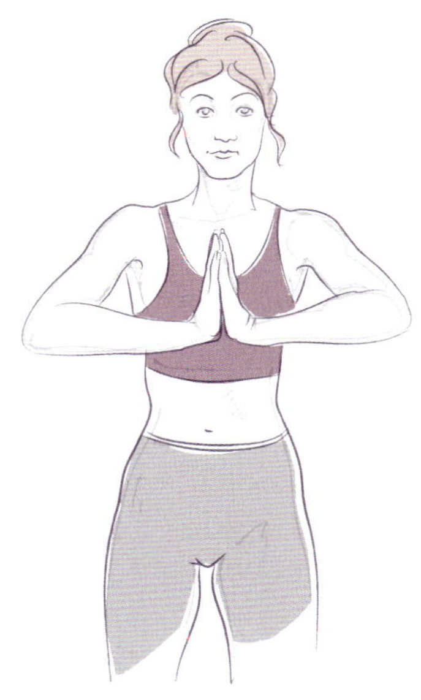

Dies ist die beste und effizienteste Übung für die Rotatorenmanschette – sowohl bei einem (Teil-)Riss als auch zur Kräftigung und zur Prävention:

Wir arbeiten hier jeweils mit 3 Sekunden Gegendruck.

Schritt 1
Legen Sie die Handinnenflächen auf Brusthöhe aufeinander und erzeugen Sie für 3 Sekunden Druck, indem Sie die Handflächen mit maximaler Kraft gegeneinanderpressen. Bringen Sie nun die Hände vor Ihrer Brust etwas nach unten, erzeugen Sie wieder Druck. Dann bewegen Sie die Hände wieder zurück zur Ausgangsposition – drücken.

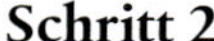

Schritt 2
Nun machen Sie die Hand auf und drücken Sie alle Finger für je 3 Sekunden der Reihe nach kräftig gegeneinander: kleine Finger, Ringfinger, Mittelfinger, Zeigefinger, Daumen – wie eine Spinne.

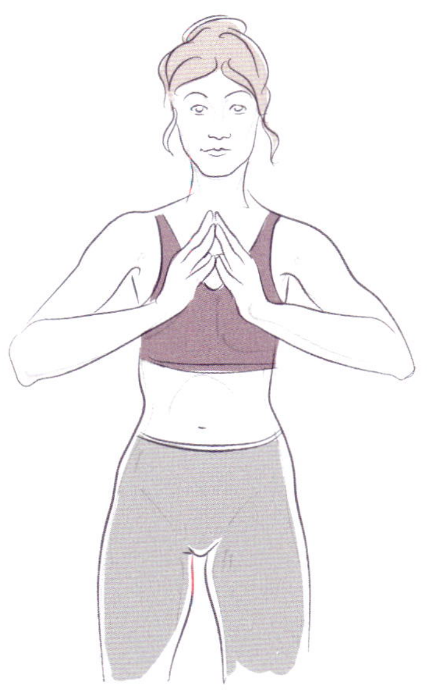

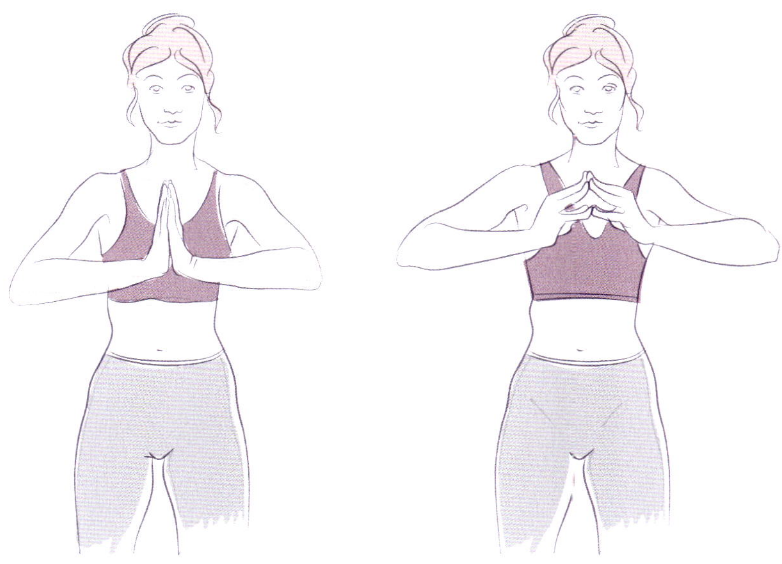

Schritt 3
Bringen Sie die Hände wieder in die Ausgangsposition – Druck. Nun öffnen Sie die Finger wieder zur Spinne und erzeugen Druck.

Schritt 4
Bringen Sie Hände und Unterarme zueinander und pressen Sie sie aneinander.

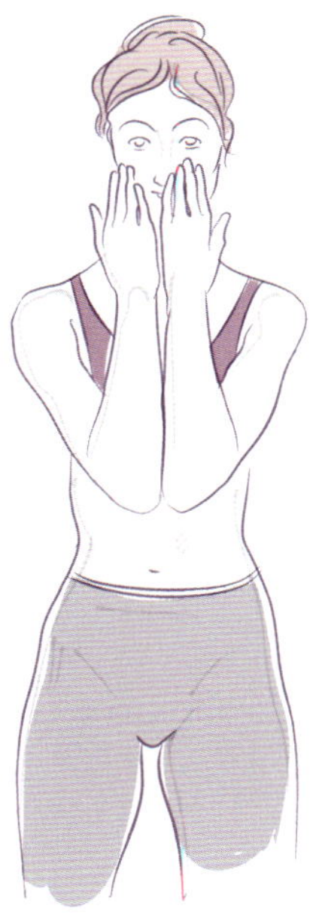

Schritt 5
Die Unterarme nach außen drehen, sodass die Handrücken aufeinanderliegen – drücken.

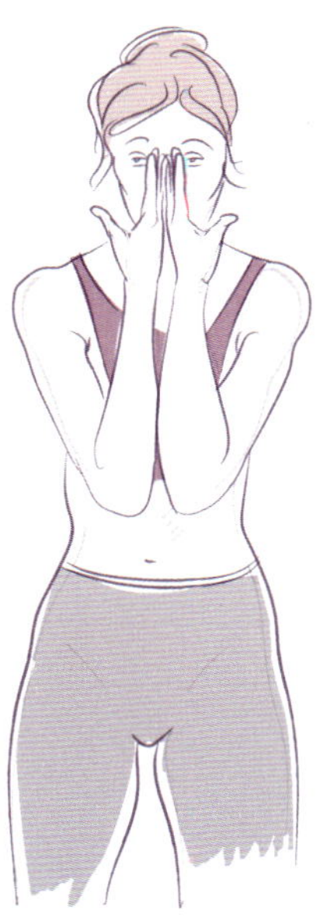

Schritt 6
Nun die Unterarme nach innen drehen, sodass die Handflächen nach außen zeigen – drücken.

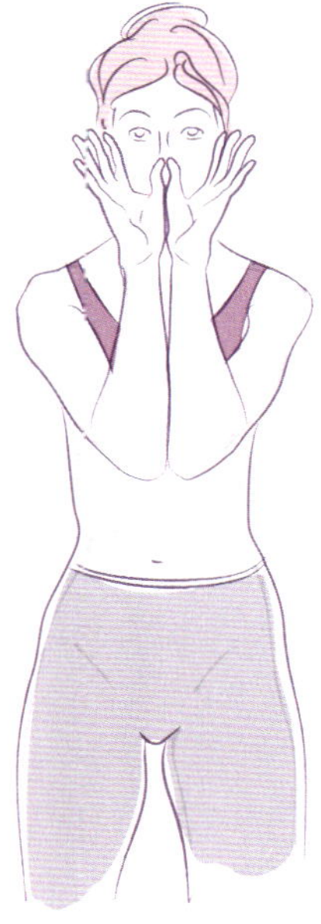

Schritt 4 wiederholen
Wieder Hände und Unterarme zusammenbringen wie bei Schritt 4 – drücken.

Lösen Sie diese intensive Übung, indem Sie die Arme locker hängen lassen und leicht ausschütteln.

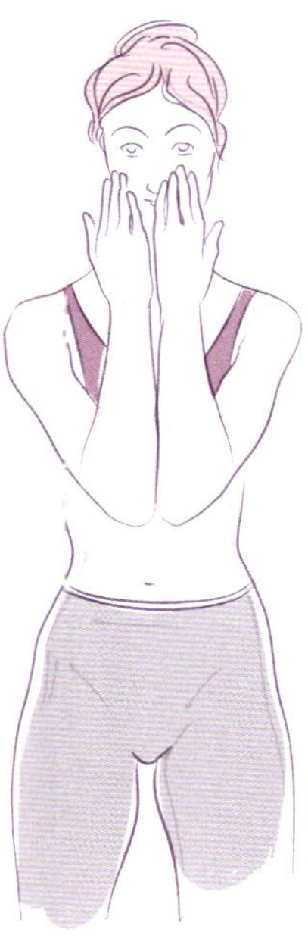

Kalkschulter (Tendinosis calcarea)

Bei der Schulter gibt es sehr unterschiedliche Krankheitsbilder und Ursachen, von Sehneneinrissen über Abnutzungserscheinungen in verschiedenen Gelenken bis hin zu entzündlichen Erkrankungen. Wir nehmen als Beispiel eine relativ häufige Diagnose und zeigen, wie Einschränkungen in der Schulter verbessert werden können.

Schmerzen treten bei der Kalkschulter zunächst vor allem bei Überkopf-Arbeiten auf (hier sind vor allem bestimmte Handwerksberufe betroffen, genauso kann aber auch Hausarbeit der Auslöser sein), später auch in Ruhe und vor allem in der Nacht, was den Leidensdruck massiv erhöht. Eine wissenschaftliche Erklärung für das Entstehen der Kalkschulter gibt es derzeit nicht. Wir wissen aber, dass durch die Einschränkung das umgebende Fasziengewebe in Mitleidenschaft gezogen wird, indem es verklebt und an Elastizität verliert. Dieses Geschehen aktiviert Schmerzrezeptoren. Treten diese Beschwerden auf, eignet sich die folgende Übung.

Arm zur Seite strecken

Stellen Sie sich so neben einer Wand auf, dass Sie den betroffenen Arm durchgestreckt horizontal zur Seite heben und die Hand flach an der Wand auflegen können. Der Arm ist und bleibt während der Übung ganz gestreckt. Nun drehen Sie den Oberkörper zur Gegenseite, sodass Sie eine intensive Dehnung wahrnehmen können, die mitunter recht schmerzhaft sein kann. In diesem Fall wollen und benötigen wir diese Wirkung, um das Gewebe zu stimulieren.

Halten Sie diese Position für ungefähr 20 bis 30 Sekunden, dann heben Sie den Arm eine Handbreit und setzen die Hand etwas weiter nach oben an die Wand (siehe Illustration nächste Seite).

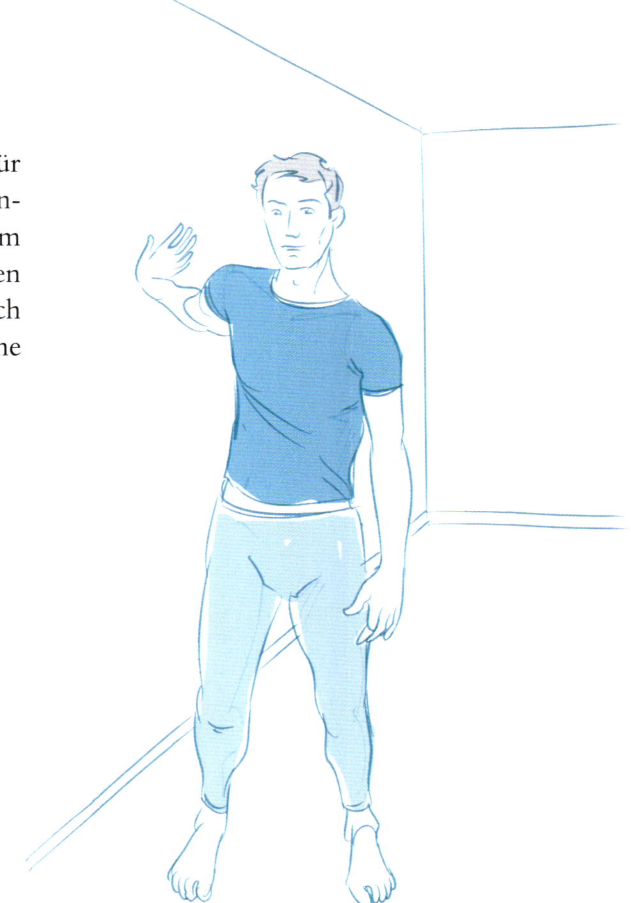

Belassen Sie die Hand in diesem veränderten Winkel für weitere 20 bis 30 Sekunden. Präventiv können Sie diese Übung natürlich auch mit dem anderen Arm ausführen.

Diese kleine Veränderung des Winkels können Sie schrittweise so lange fortsetzen, wie der Schmerz tolerierbar ist und es die Bewegung in der Schulter erlaubt.

Und so wirkt diese Übung: Durch die verstärkte Durchblutung im umliegenden Gewebe verbessert sich die Beweglichkeit des Arms. Das wiederum stimuliert die verklebten Faszien und wirkt möglichen Kalkablagerungen entgegen. Es entsteht eine positive Wechselwirkung hin zu mehr Mobilität und weniger Schmerzen.

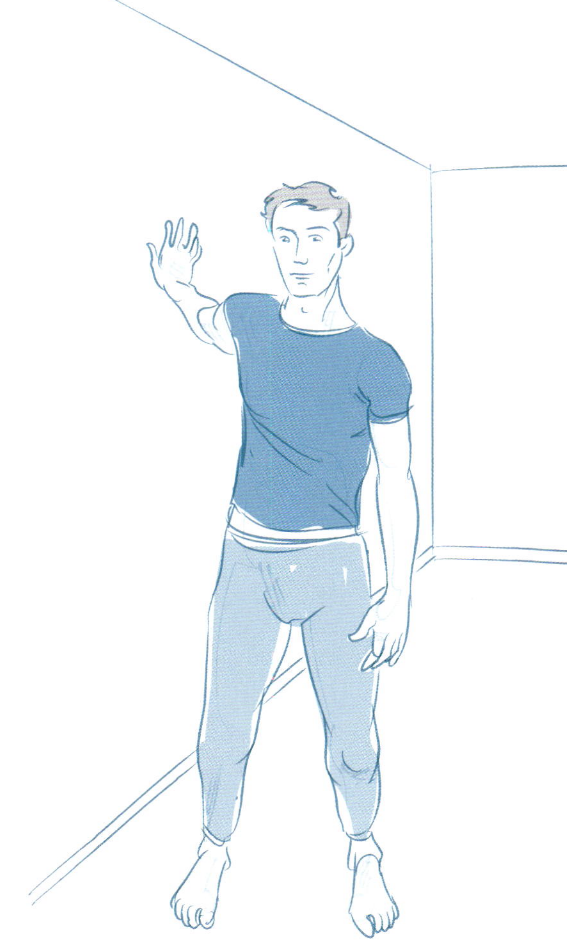

Tennis-Ellenbogen

Beim Tennis-Arm oder Tennis-Ellenbogen kommt es zu erhöhter Spannung der Muskeln und Faszien im umliegenden Gewebe des äußeren Ellenbogen- und Unterarmbereichs, manchmal auch im Oberarm. Der Name verweist nicht zufällig auf den Tennissport, da Tennisspieler häufiger unter diesen Beschwerden leiden. Aber ebenso können Druckbelastungen beim Radfahren, bei viel Schreibarbeit am Computer, beim Klavierspielen, Kellnern etc. auftreten. Wenn diese Druck- und Zugbelastungen dauerhaft auf Faszien und Muskeln einwirken, kommt es zur Reizung an den Sehnen, zu Entzündungen und Schmerz.

In den beiden folgenden Übungen geht es nun darum, möglichst viel Spannung in den Muskel- und Fasziensträngen, die direkt mit dem Ellenbogen verbunden sind, zu reduzieren.

Arme drehen

Bei Schmerzen im rechten Arm: Strecken Sie beide Arme auf Schulterhöhe nach vorn aus und kreuzen Sie sie, der linke Arm ist oben. Verschränken Sie die Finger, indem Sie die Handflächen zueinander drehen. Intensivieren Sie die Übung, indem Sie mit der linken Hand die rechte Hand noch weiter in die Drehung bringen. Eventuell spüren Sie einen Schmerz. Bleiben Sie pro Seite 2 Minuten in dieser Position und intensivieren Sie weiter langsam und behutsam die Dehnung.

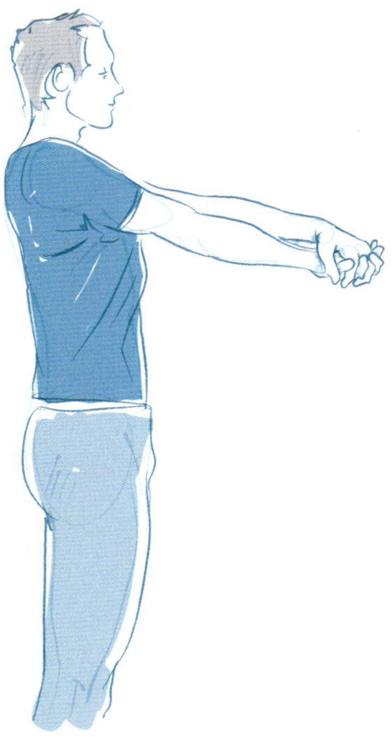

Wichtig: Der rechte Arm bleibt jederzeit gestreckt. Bei Bedarf üben Sie beide Seiten.

Dehnung der Streckermuskeln am Handgelenk

Strecken Sie den rechten Arm gerade nach vorn aus und lassen Sie die Finger nach unten zeigen, die Handfläche weist nach außen. Jetzt werden die Handgelenksstrecker gedehnt. Mit der anderen Hand drücken Sie gegen die Finger und verstärken so die Dehnung. Halten Sie diese Position für 1 bis 2 Minuten.

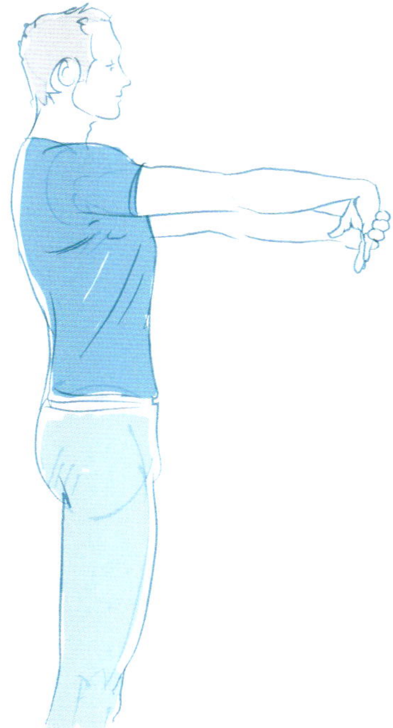

Wichtig: Der rechte Arm bleibt jederzeit gestreckt, Sie erzeugen sogar einen leichten Zug nach vorn.

Diese zwei Übungen, täglich ausgeführt, werden Ihnen helfen, die Reizreaktion im Ellenbogen zu reduzieren, da die gesamte Spannung der Unterarmmuskeln nachlässt. Das bedeutet auf längere Sicht Schmerzreduktion – beim Ellenbogen ist es allerdings wichtig, etwas Geduld zu haben. Deutliche Verbesserungen treten in den meisten Fällen nicht sofort auf.

Golfer-Ellenbogen

Im Gegensatz zum Tennis-Ellenbogen schmerzt der Golfer-Ellenbogen auf der Innenseite des Arms, exakter: am inneren Knochenvorsprung des Ellenbogens. Das Beschwerdebild betrifft natürlich nicht nur Golfer, sondern auch Menschen, die Belastungen ausgesetzt sind wie sie immer wiederkehrende Schraub-Bewegungen mit der Hand, das Tragen und Heben von schweren Lasten oder auch das Ausüben von Wurfsportarten mit sich bringen.

Aber auch die Arbeit am Computer ist nicht förderlich, da hier permanent das Handgelenk gebeugt wird (beim Tippen, bei der Benutzung der Maus). In der Folge verkürzen die Beugemuskeln, das Problem verlagert sich in den Ellenbogen, und dort entsteht Reizung, Entzündung und somit Schmerz.

Für die folgenden Übungen ist es entscheidend, genau dort anzusetzen, wo das ursächliche Problem liegt: in der verkürzten Muskulatur und im verklebten Fasziengewebe.

Arm dehnen

Stellen Sie sich an eine Wand und strecken Sie den betroffenen (linken) Arm auf Schulterhöhe aus, sodass die Hand an der Wand liegt. Nun drehen Sie sich so weit nach rechts wie möglich, sodass die Dehnung im Arm verstärkt wird. Eventuell müssen Sie den gestreckten Arm etwas anheben, um genau die Muskel- und Faszienstränge zu dehnen, die betroffen und schmerzhaft sind. Drehen Sie sich sehr behutsam und langsam weiter und bleiben Sie für 1 bis 2 Minuten in dieser Stellung.

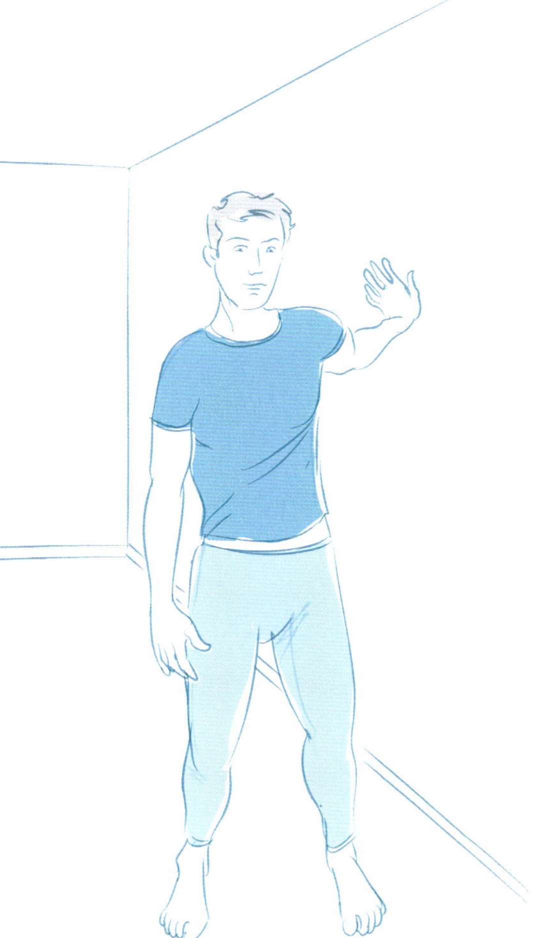

Achtung: Die Dehnung sollte sehr gut spürbar, aber noch erträglich sein.

Dehnung der Beugermuskeln

Um die Handgelenksbeuger zu dehnen, strecken Sie nun den rechten Arm nach vorn auf Schulterhöhe aus, die Finger zeigen zur Decke. Sie greifen nun mit der anderen Hand die ausgestreckten Finger und ziehen sie zu sich heran. Halten Sie diese Position für 1 bis 2 Minuten.

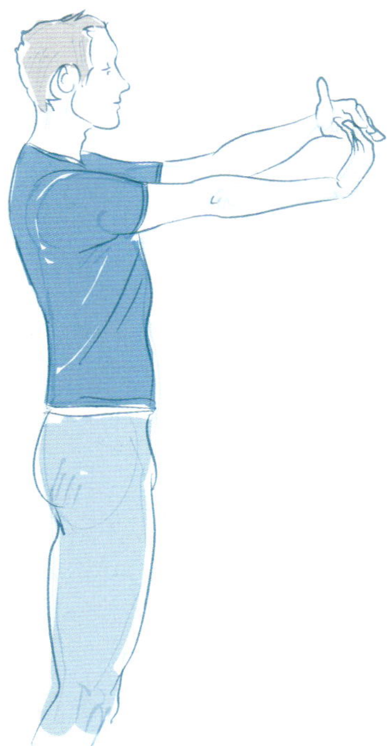

Wichtig: Der rechte Arm bleibt jederzeit gestreckt, und Sie erzeugen sogar einen leichten Zug nach vorn.

Übungen sind nicht alles …

Liebe Leserin, lieber Leser, den ersten wichtigen Schritt haben Sie gemacht, indem Sie sich entschieden haben, selbst etwas für Ihr Wohlbefinden tun zu wollen: Sie haben sich für das Thema und das Buch interessiert. Im wichtigen zweiten Schritt haben Sie nun die Übungen kennengelernt und vielleicht auch schon angewandt. Das Besondere an diesem Buch ist die unmittelbare Verbindung von medizinisch und therapeutisch sinnvollen Übungen mit den richtigen Ernährungsempfehlungen. Diese Kombination bietet Ihnen die beste Voraussetzung, damit Sie einen neuen Blick auf Ihr körperliches und das damit verbundene seelische Wohlempfinden entwickeln können – nach dem Motto: Bewegen und essen, ja, aber gesund!

Aber keine Angst, Sie müssen sich nicht sklavisch an eine rigide Disziplin halten. Sehen Sie es lieber so: Weniger sinnvolle Bewegungs- und Ernährungsphasen sind nicht verboten, sondern einfach die Ausnahmen im Rahmen einer neuen, gesunden Lebensweise. Ihr Körper wird diese Ausnahmen auch viel besser „wegstecken“, wenn Sie sich gesundheitsfördernde Routinen angewöhnen, sich also physiologisch sinnvoller bewegen, die Gelenke trainieren, die Muskeln und Faszien lösen und trainieren – und natürlich Ihre Ernährung entsprechend anpassen.

An dieser Stelle übergebe ich an Volker Mehl, der Sie im nächsten Kapitel nicht nur umfassend über die Zusammenhänge zwischen Ernährung und Gelenkbeschwerden informiert, sondern auch schmackhafte und einfach zuzubereitende Rezepte für Sie und Ihre Gelenke zusammengestellt hat. Guten Appetit!

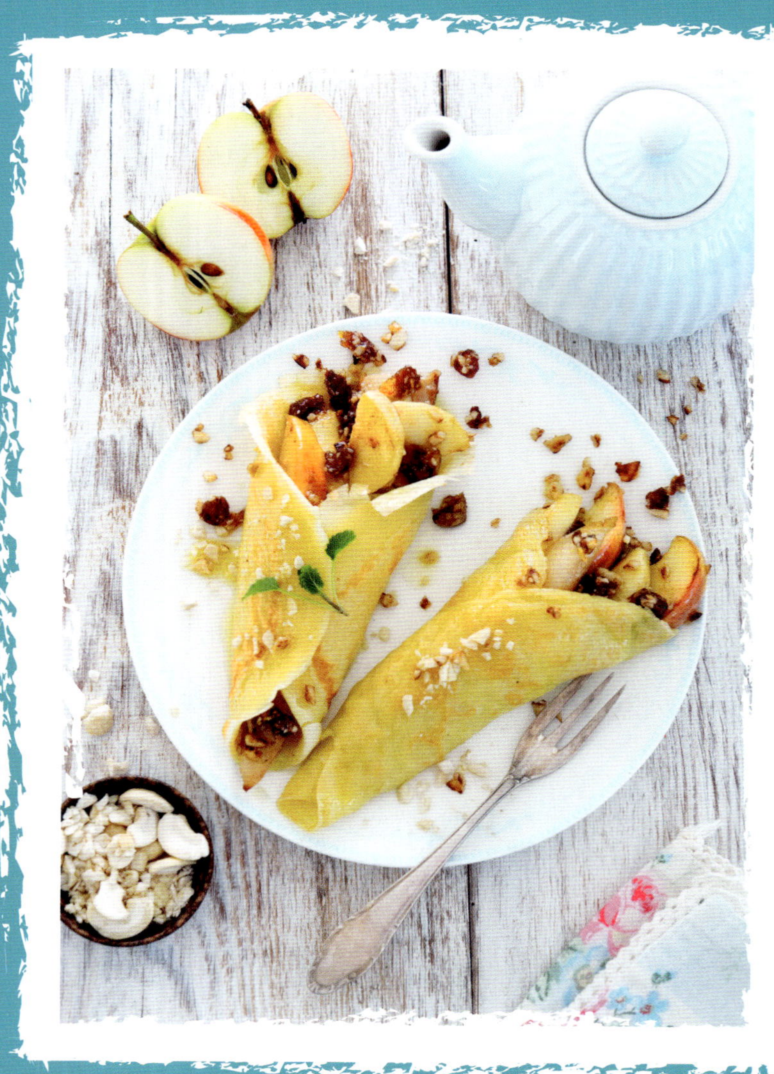

AYURVEDA FÜR DIE GELENKE – HEILSAME REZEPTE

UNSERE NAHRUNG – ROHSTOFF FÜR EIN GESUNDES LEBEN

Vom Mund bis zum Meniskus ist es zugegebenermaßen ein ziemlich langer Weg – wie also wirkt Ernährung positiv auf die Gelenke? Vereinfacht gesagt, könnte man die Wirkung von Nahrung auf unseren Organismus mit dem Ablauf in einer technischen Produktionsstätte wie einer Autofabrik vergleichen: Es werden Rohstoffe angeliefert, verarbeitet, in die passende Form gebracht und an die jeweilige Abteilung weitergeliefert, die wiederum weiter damit arbeitet, bis das Endprodukt fertig ist.

Ganz ähnlich ist es mit unserer Verdauung, denn auch unsere Nahrung – der Rohstoff – wird im Mund zerkleinert, zum Magen weitertransportiert, dort aufgespalten und über den Zwölffingerdarm gelangt sie in den Dünndarm. Dort werden die Nährstoffe entzogen, gelangen ins Blut und über die Pfortader zur Leber, wo sie in körpereigenes Gewebe umgebaut und alle relevanten Inhaltsstoffe schließlich zu den einzelnen Gewebsarten transportiert werden. Die Reste der Produktion werden dann über den Dickdarm und den Enddarm ausgeschieden.

Im Ayurveda gibt es als „Produktionsziel“ sieben Hauptgewebe, die alle aufeinander aufbauen und aus den Bestandteilen unserer Nahrung bestehen. Das erste Gewebe ist das Plasma, daraus entsteht das Blut, es folgt das Muskelgewebe, dann das Fettgewebe, das Knochengewebe, das Nervengewebe, und zum Schluss entsteht mit dem Fortpflanzungsgewebe das energetisch komplexeste Gewebe. Aus Sicht des Ayurveda dauert es jeweils fünf Tage, bis die einzelnen Gewebe aus der Nahrung gebildet wurden.

Das bedeutet konkret: Am schnellsten wirkt eine Ernährungsumstellung auf das Plasmagewebe, und am längsten, nämlich 35 Tage, dauert es, bis eine Ernährungsumstellung im Fortpflanzungsgewebe angekommen ist. Für unser Thema sind vor allem das Fett- und Knochengewebe entscheidend, da sie für die Schmierung der Gelenke und den Aufbau und die Regeneration der entsprechenden Systeme wie des Skeletts sorgen. Es dauert also gut drei Wochen, bis eine Ernährungsumstellung in diesen Bereichen angekommen ist und Wirkung zeigt.

Welche Art der Ernährung ist aber nun förderlich für Gelenke und Knochen? Dazu gibt es verschiedene Studien; besonders spannend eine, die von Dr. Christian Kessler am Immanuel-Krankenhaus in Berlin durchgeführt wurde.

Die Studie mit dem Titel „Vergleichende Wirksamkeit von Ayurveda und konventioneller Behandlung bei Kniegelenksarthrose" zeigt beeindruckende Ergebnisse. So senkte die Ayurveda-Therapie im Vergleich zu einer herkömmlichen Therapie die Kniebeschwerden doppelt so gut. Und nicht nur das: Die schmerzlindernde Wirkung hielt zwölf Monate nach Therapieende weiter an. Bei dieser Studie wurden Patienten über zwölf Wochen entweder mit einer auf jeden Einzelnen zugeschnittenen Ayurveda-Therapie oder mit einer konventionellen Therapie für Kniegelenksarthrose behandelt. Die Ayurveda-Therapie bestand aus individuell angepassten Behandlungselementen wie Ölmassagen, Dampfbehandlungen und Kräuterbeutelmassagen, außerdem waren Ernährungsberatungen und Knie-Yoga-Übungen Teil dieser Behandlung, bei manchen Patienten wurden auch ayurvedische Nahrungsergänzungen verabreicht.

Die Studie machte außerdem klar: Gerade im Zusammenhang mit Gelenkbeschwerden ist eine rein pflanzliche Ernährung mit dem Verzicht auf Industrieprodukte wie weißer Zucker und Auszugsmehl entscheidend.

Ayurveda – wie geht das im Alltag?

Ein wesentlicher und erheblicher Unterschied zwischen Ayurveda und den Heilmethoden, die in unserer westlichen Welt entstanden sind, ist seine über Jahrtausende entstandene Erfahrung und die universelle Betrachtungsweise des Menschen und seiner Stellung in der Natur. Der Grundgedanke im Ayurveda ist die individuelle Einheit von Körper, Geist und Seele. Jeder Mensch ist einzigartig, vollständig, und diese Einheit ist untrennbar. Dies ist ein wesentlicher Unterschied zur Gesundheitslehre der westlichen Welt, die sich im Laufe der Zeit zu einer eher physisch und organisch orientierten Medizin hin entwickelt hat. Der Mensch wird hier weder als Einheit noch als Individuum betrachtet, Krankheiten werden meist symptomatisch behandelt im Rahmen einer Anti-Medizin: Haben wir Fieber, bekommen wir ein fiebersenkendes Mittel, sogenannte Antipyretika, bei Depressionen Antidepressiva, bei bakteriellen Entzündungen Antibiotika. Die Symptome werden unterdrückt, die Krankheit wird aber mitnichten geheilt. Ayurveda dagegen untersucht und behandelt das tatsächliche Problem in allen Facetten. Das braucht natürlich Zeit, doch am Ende steht eine vollständige Heilung und Gesundung des Menschen.

Ein uralter Wissensschatz …

„Ayurveda“, ein Begriff aus dem Sanskrit, ist ungefähr übersetzbar als „das Wissen vom Leben“ (Ayur = Leben und Veda = Wissen). Seine lange Geschichte ist geschätzte 5000 Jahre alt, und somit ist der Ayurveda wohl die ausgedehnteste Feldstudie aller Zeiten. In überlieferten Schriften, die meistens in den indischen Palmblattbibliotheken weitergegeben wurden, finden wir Erfahrungen und unschätzbar wertvolles Wissen, eingebettet in eine umfassende Philosophie und Lebensordnung.

Ähnliche Schriften und Überlieferungen sind in der westlichen Welt leider weitgehend verloren gegangen, viel von unserem heutigen Wissen beruht einzig und allein auf mündlichen Überlieferungen. Erste größere schriftliche Aufzeichnungen, die sich tatsächlich ausführlicher mit Heilung und Medizin befassen, sind mit der Entstehung der ersten Klöster verbunden und können in etwa um das dritte Jahrhundert nach Christus datiert werden. Im Vergleich zum Ayurveda also ungefähr 3 500 Jahre später …

Schon vor Jahrtausenden wurden in Indien psychische Störungen mit Yoga, Meditation, Heilkräutern und Ernährungstherapien wie Fasten behandelt. Hier im Westen beginnen wir gerade zaghaft, uns diesem Wissen zu nähern und es in unseren Alltag zu integrieren. Zahlreiche Yoga- und Meditationskurse sowie die Absatzzahlen spiritueller Bücher belegen die Suche nach Einklang und innerem Gleichgewicht, das viele Menschen in der westlichen Welt in ihrem stressigen Alltag und in ihrer von der Natur entfremdeten Lebensweise verloren haben. Trotzdem stellt sich die Frage: Kann eine Lebensweise, die in Indien beheimatet ist, denn auch in unserer westlichen Kultur und Lebensart funktionieren?

… für unsere heutige Zeit

Ein ganz klares Ja! Selbstverständlich funktionieren diese Weisheiten überall und nicht nur in Indien, denn sie beziehen sich auf uns, den Menschen, seinen Körper, seinen Geist. Herz, Darm oder Augen sitzen bei allen Menschen an ein und derselben Stelle. Warmes Wasser entspannt indische Därme genauso wie unsere europäischen, Meditation und Yoga verhelfen uns zu einem glücklicheren und entspannteren Leben, genauso wie dies auch in Indien passiert.

Auch wenn wir zum Teil eine ganz andere Lebensweise an den Tag legen, so können wir doch versuchen, kleine Veränderungen und Dinge in unseren Alltag einzubauen, die eine enorme Wirkung auf unsere Gesundheit haben.

Ein wichtiger Schritt auf dem Weg zurück zum Biorhythmus des Lebens ist, den Körper mit seinen natürlichen Bedürfnissen wie Ausscheidung, Körperdränge, Ruhe- und Aktivitätsphasen zu unterstützen. Der Ayurveda bietet zum Beispiel eine Fülle an Ratschlägen, wie wir unseren morgendlichen Rhythmus typgerecht anpassen. Um die natürlichen Reinigungs- und Ausscheidungsprozesse am Morgen zu aktivieren, empfiehlt sich das Trinken von heißem Wasser (wirkt verdauungsanregend). Anschließend sollte eine gründliche Morgentoilette mit verschiedenen Reinigungsmethoden wie das Schaben der Zunge oder das Ölziehen stattfinden (zur Stärkung der Zähne, des Zahnfleisches und des Kiefers, aber auch zur Kariesvorbeugung sowie zur Bekämpfung von Mundgeruch oder Zahnfleischbluten).

Wenn wir es schaffen, nur diese kleine Routine in unseren Alltag einzubauen, werden wir schon recht bald Veränderungen hin zum Guten spüren. Und keine

Angst vor zu großen Aufgaben: Die alten ayurvedischen Schriften betonen ausdrücklich, dass eine gesunde Lebensweise nur in kleinen Schritten auf nachhaltige Weise umgesetzt werden kann. Daher sollten wir nichts dogmatisch und starr angehen, sondern mit Spaß und Freude an Veränderung und Gesundung.

Folgende drei Grundregeln möchte ich Ihnen ans Herz legen:

1. Möglichst unverarbeitete, frische und biologische Lebensmittel essen.
2. So oft es geht, warme Mahlzeiten oder zumindest Lebensmittel verzehren, die schon einmal im Ofen erhitzt wurden. So ist Ofengemüse, selbst wenn es nicht warm gegessen werden kann, für Menschen mit Gelenkerkrankungen verträglicher als kalter Salat.
3. Pro Mahlzeit nur so viel auf den Teller legen, wie in die zu einer Schale geformten Hände passt.

Ayurveda ist also nicht das Einhalten von Vorschriften und das Auswendiglernen von Gewürzlisten, sondern der Weg zurück in eine natur- und bedürfnisgerechte Lebensweise, in ein weniger entfremdetes Dasein, in ein glücklicheres Leben. Der Ayurvedagelehrte Atreya soll es im 6. Jahrhundert vor Christus so ausgedrückt haben: „Dieses mein Wesen gleicht der Natur.“

Die Kunst, in Balance zu leben

„Wenn der Mensch sein Fleisch in Maßen nährt, dann ist auch sein Betragen fröhlich und umgänglich. Wenn er aber im Übermaß der Schmausereien und Gelage dahinlebt, dann legt er zu jedem schändlichen Fehler den Keim. Und wer andererseits seinen Körper durch unterwürfige Enthaltsamkeit schädigt, der geht immer zornig einher."

Hier bringt Hildegard von Bingen, die Fachfrau für ganzheitliche und alternative Heilmethoden, eine große ayurvedische Weisheit auf den Punkt. Maß halten in allen Belangen des Lebens ohne frustrierende Selbstkasteiung ist ihre Empfehlung für ein ausgeglichenes, gesundes und zufriedenes Leben. Dem ist im Wesentlichen nichts hinzuzufügen, außer ein paar begrifflichen Erläuterungen …

Die Rolle der drei Doshas

Ein weiterer großer europäischer Heilkundiger, Alchemist und Philosoph des Mittelalters, Paracelsus, erkannte „dass die Dosis das Gift macht". Es geht also nicht nur darum, hin und wieder ein Heilkräutlein gegen das ein oder andere Übel zu sich zu nehmen, sondern generell die Lebens- und Ernährungsgewohnheiten auf ihre „Giftigkeit" zu überprüfen. Die Lehre des Ayurveda hat dies bereits einige Jahrtausende zuvor erkannt und als zentralen Gedanken erfasst. Grundsätzlich wird davon ausgegangen, dass die Natur in all ihren feinstofflichen Ausdrucksformen wie beispielsweise Gedanken und Emotionen aus den fünf Elementen Feuer, Erde, Wasser, Luft und Äther besteht. Diese Elemente bilden jeweils wiederum drei Gruppen mit unterschiedlichen dynamischen Eigenschaften, die Einfluss auf den menschlichen Körper und den gesamten Kreislauf der Natur nehmen. Verhaltensweisen, Lebensphasen, Tages- und Jahreszeiten, aber auch klimatische und emotionale Einflüsse werden durch jene lebendige Dynamik im Garten des Lebens bestimmt. Der Ayurveda gibt uns mit dieser Einteilung eine überaus praktische Bedienungsanleitung an die Hand, und oftmals zunächst komplex erscheinende Prozesse werden dadurch leicht verständlich.

Die drei Gruppen werden als *Doshas* eingeordnet – aus dem Sanskrit übersetzt „das, was verderben kann", wenn durch Störungen innerhalb einer oder mehrerer Gruppen das Gleichgewicht des Organismus aus der Balance gerät: Das (überstrapazierte) *Dosha* macht das Gift!

Die Charakteristika der drei *Doshas Kapha, Pitta* und *Vata* spiegeln sich in den Jahres- und Tageszeiten zyklisch wider. Im Gegensatz zur Einteilung in Quartale, wie es in unseren Breiten üblich ist, unterscheidet man im Ayurveda nur drei Phasen im Jahr:

> Die *Kapha*-Phase beginnt Ende Februar und reicht bis in den Mai,
> der *Pitta*-Zeitraum umfasst die Monate von Juni bis September,
> die *Vata*-Periode dauert von Oktober bis Januar.

Das Wetter und die daraus resultierenden Temperaturen wirken sich mit ihren jeweiligen Eigenschaften auf die korrespondierenden *Doshas* im Körper aus. Ayurveda empfiehlt deshalb eine angepasste Ernährungs- und Lebensweise, um die Balance der *Doshas* durch den jahreszeitlich bedingten Wechsel zu bewahren.

Strukturgebend: Kapha

Kapha, „das, was die Dinge zusammenhält", umfasst die Elemente Wasser und Erde. Im Fokus stehen Struktur, Aufbau, Zusammenhalt und Stabilität. Die Eigenschaften, die daraus resultieren, sind schwer, kalt, weich, ölig, süß, stabil sowie schleimig und sorgen für den Aufbau der Gewebe, die Schmierung der Gelenke, aber auch für Widerstandsfähigkeit, Stabilität, Potenz, Zufriedenheit, Fürsorge, Toleranz und Geduld.

Kapha bildet sich vor allem im Kopfbereich und Rachen, in der Kehle, im oberen Magen, im Brustkorb und in den Gelenken. Es ist in der ersten Lebensphase von der Geburt bis etwa zum 16. Lebensjahr, von morgens 6 bis 10 Uhr bzw. abends von 18 bis 22 Uhr sowie zum Ende des Winters und im Frühling stark ausgeprägt. Es steht für das weibliche Prinzip in der Natur.

Ayurveda praktisch: *Kapha* besitzt unter anderem die Eigenschaft schleimig. Morgens ist die Tendenz zur Verschleimung weit stärker als zur Mittagszeit und wird zum Ende des Winters noch verstärkt: die typische Zeit für Erkältungen und Frühjahrsmüdigkeit. Bei Kindern tritt dieser Effekt besonders ausgeprägt in Erscheinung. Da *Kapha* eine zusätzliche kalte Eigenschaft aufweist, ist daher eine Tasse heißes Wasser nach dem Aufstehen für den Organismus besser als ein Glas Milch direkt aus dem Kühlschrank.

Erhitzend: Pitta

Pitta charakterisiert „das, was die Dinge verbrennt oder verdaut", entsteht aus der Kombination von Feuer und Wasser und steht für das erhitzende und abbauende Moment. Es verfügt über die Eigenschaften leicht ölig, heiß, flüssig, durchdringend, sauer, fließend und scharf.

Pitta sorgt für eine gut funktionierende Verdauung, für Hunger, Durst, Wärmeproduktion, Sehvermögen, Aussehen und Beschaffenheit der Haut, für Tapferkeit, Aggression und Intelligenz.

Es sitzt vor allem im Oberbauch, in den Verdauungsorganen, im Dünndarm, in der Haut, im Schweiß, im Blut und in den Augen. Besonders stark ist *Pitta* zwischen dem 16. und 45. Lebensjahr, von 10 bis 14 Uhr, von 22 bis 2 Uhr sowie im Sommer/Spätsommer ausgeprägt und steht für das männliche Prinzip.

Ayurveda praktisch: *Pitta* wirkt sauer und heiß, deshalb sind bei Hauterkrankungen und entzündlichen Prozessen säurehaltige und scharfe Lebensmittel ungünstig.

Bewegend: Vata

Vata reguliert „das, was die Dinge bewegt und antreibt" und kombiniert Luft und Äther – steht also für das Prinzip der Bewegung und ist deshalb für unser Gelenke-Thema besonders wichtig. Es symbolisiert alle beweglichen und dynamischen Prozesse im Körper und besitzt trockene, kalte, leichte, subtile, bewegliche, klare und raue Charakteristika. *Vata* steuert Atmung, Herzschlag, Anregung der Verdauungsprozesse, Ausscheidungsprozesse, Zellteilung, Sinneswahrnehmungen, Sprechen, Begeisterung und Kreativität.

Besonders im Dickdarm, im Becken, in den Sinnesorganen und im Skelett herrscht dieses Prinzip vor und ist ab dem 45. Lebensjahr, in den Nachmittags-/Abendstunden zwischen 14 und 18 Uhr und in den Nacht-/Morgenstunden von 2 bis 6 Uhr sowie im Herbst stark ausgeprägt.

Ayurveda praktisch: *Vata* steht für Trockenheit, deshalb neigen Menschen ab 45 Jahren, wenn sich der Wassergehalt im Körper langsam reduziert, viel stärker zur Austrocknung der Haut. Hülsenfrüchte weisen ebenfalls eine trockene Eigenschaft auf, deshalb haben zwei Teller Linsensuppe am Abend auch eine direkte Auswirkung auf Blähungen durch das zunehmende Luftelement im Dickdarm.

Dosha-Kombinationen

Es werden traditionell sieben Konstitutionstypen unterschieden:

Vata
Kapha
Vata-Kapha
Vata-Pitta-Kapha (Tridosha)
Pitta
Vata-Pitta
Pitta-Kapha

Im Westen hat sich die Schreibweise verbreitet, immer das höchste *Dosha* zuerst zu nennen. Damit entstehen zehn Kombinationen und nicht nur sieben. Es kommen dann noch dazu:

Pitta-Vata
Kapha-Vata
Kapha-Pitta

Die Verdauung anfeuern

Eine funktionierende Verdauung ist essenziell, denn sie gewährleistet eine dauerhaft stabile Gesundheit und ein zufriedenes, ausgeglichenes Leben. Im Ayurveda symbolisiert der Feuergott *Agni* die Verdauungskraft. Auch in unserem Sprachgebrauch steht das erloschene Lebensfeuer für den Tod: ohne Feuer keine Energie und kein Leben. In der katholischen Kirche brennt im Altarraum tagein, tagaus das ewige Licht, entzündet am Osterfeuer, das für das wiederauferstandene Leben steht. Ich erinnere mich genau daran, dass ich als kleiner Junge ungeheuer stolz war, wenn mich mein Vater ein neues Licht anzünden ließ – ein sechsjähriger Knirps als Herrscher des Feuers. Vielleicht rührt daher meine Vorliebe fürs (Verdauungs-)Feuer?

Gutes Feuer, gute Gesundheit, denn *Agni* heizt nicht nur im Magen, sondern auch im Geist an, wo Eindrücke verdaut werden müssen – auf grobstofflicher und feinstofflicher Ebene. Deshalb gehören im Ayurveda der Darm und die Psyche dem gleichen System an. Egal, ob nun tagelang eine schwere Mahlzeit unverdaut im Magen gärt oder ob es sich um ein nicht gelöstes Problem handelt: Beides ist auf Dauer ungesund und schädlich. Denn wenn hier eine Störung vorliegt, kann die Nahrung nicht mehr richtig verarbeitet werden, was sich – wie wir weiter oben gelernt haben – auf alle weiteren Gewebe und damit auch auf die Gelenke auswirkt.

Deshalb sollte *Agni* als Avatar des Feuers und Gott des Lebendigen geehrt und gewürdigt werden: Achten Sie auf diesen feurigen Schutzgott, damit es ihm – und Ihnen – immer gutgeht!

Ein Handbuch des Lebens

Wenn man sich heute ein Handy oder ein Auto kauft, bekommt man oft eine Bedienungsanleitung biblischen Umfangs dazu. Denn jedem ist ja ganz klar, dass es gewisse Hilfestellungen braucht, um ein Handy oder ein Auto korrekt bedienen zu können. Aber wenn es um den eigenen Körper geht, fehlt diese „Bedienungsanleitung“, und es herrscht oft große Ratlosigkeit und Verunsicherung. Was ist ein gutes Leben? Wie kann man gesund werden und bleiben? Was ist gesunde Ernährung? Was tut mir wirklich gut? Wie funktioniert eigentlich mein Körper? All das sind Fragen, auf die es keine schlüssigen Antworten gibt, allerdings oft unzählige Ideologien, Ratgeber und weise Gurus, die vom Gipfel des Berges der Weisheit die wahre Botschaft in die Welt tragen. Und was nun?

Genau vor diesen Fragen stand ich jahrelang und habe wirklich ziemlich viel ausprobiert – massenhaft Bücher gelesen und Seminare besucht, bis ich Ayurveda begegnet bin. Auf einmal habe ich viele Dinge verstanden, und vor allem hat mein Körper extrem positiv reagiert. Das hat mich letztendlich überzeugt.

Gesundheit und Krankheit aus Sicht des Ayurveda

Ausgewogenheit und Harmonie sind zwei zentrale Begriffe innerhalb des ayurvedischen Grundverständnisses von Gesundheit. Eine der großen Ärzte des Ayurveda, Sushruta, schrieb vor über 1 500 Jahren über die Gesundheit: „Ausgewogenheit der Funktionsprinzipien, Ausgewogenheit von Verdauung und Stoffwechsel, ausgewogene Funktion und Struktur der Gewebe. Ausgewogenheit der

Ausscheidungen, strahlende Sinnesfunktionen, strahlende Psyche, Zufriedenheit im Selbst, das wird Gesundheit genannt." Das Abweichen von dieser Ausgewogenheit verursacht Krankheit und wird im Ayurveda als das Abweichen von der in uns wohnenden Urnatur *Prakruti* bezeichnet.

Die Urnatur

Prakruti ist die Eigenschaft, die den angeborenen Charakter, die physische Konstitution oder die Disposition eines Menschen bestimmt. Der Begriff *Prakruti* ist ein Sanskrit-Wort, das „Natur" oder „Grundmerkmal" bedeutet, verschiedene Personen können unterschiedliche Kombinationen von *Vata*, *Pitta* und *Kapha* als ihre Grundkonstitution oder *Prakruti* haben. Die *Dosha*-Kombination, die zum Zeitpunkt der Empfängnis im Individuum vorhanden ist, wird während seines gesamten Lebens beibehalten. So ist laut Ayurveda jeder einzigartig und jeder hat eine eigene Körperkonstitution, die sich völlig von allen anderen unterscheidet. Zwei Personen können also unterschiedlich reagieren, obwohl sie einer ähnlichen Situation ausgesetzt sind. So kann jemand, der schon in seiner Urnatur stärker von den Elementen Luft und Äther und damit dem *Vata Dosha* dominiert ist, empfindlich auf kalte Luft reagieren: Wenn das Klima kalt und trocken ist, werden sich bei ihm die Gelenke eher schmerzhaft zu Wort melden als bei einem Menschen, der von der Natur mehr Feueranteile besitzt und so besser gegen Kälte gewappnet ist.

Die Bestimmung des *Prakruti* hilft bei der Entscheidung über den idealen Lebensstil und das therapeutische Regime für eine Person. Abhängig von der Vorherrschaft eines einzelnen *Doshas* oder von verschiedenen abweichenden Kombinationen kann es sich bei *Prakruti* um sieben Typen handeln (siehe oben „*Dosha*-Kombinationen").

Die Abweichung von dieser Urnatur wird *Vikruti* genannt – sie kann nur in gründlichen Untersuchungen durch einen Ayurveda-Therapeuten bestimmt werden.

Diskrepanz

Vikruti ist die Diskrepanz, die unseren Körper von einer normalen oder gesunden Konstitution unterscheidet. Vereinfacht gesagt ist es der abnormale oder der erkrankte Zustand. Wenn sich die *Doshas* des Körpers nicht im perfekten Gleichgewicht befinden, kann dies als das Stadium von *Vikruti* bezeichnet werden. Jede Art von Anomalie oder *Vikruti* im Körper kann zu Komplikationen bei der normalen Regulierung der Körperfunktionen und damit zu schwerwiegenden Komplikationen oder Krankheiten führen.

Das Konzept von *Prakruti* und *Vikruti* kann mit unserer Körpertemperatur veranschaulicht werden: Wenn wir gesund sind, halten wir eine durchschnittliche Körpertemperatur von knapp 37 Grad aufrecht, was als unser *Prakruti* angesehen werden kann. Obwohl verschiedene Personen unterschiedliche Basistemperaturen haben können, ändert sich nicht viel, solange die Person gesund ist. Wenn wir an einem Wintertag nach draußen gehen, kann unsere Körpertemperatur leicht sinken. Sind wir gesund, pendelt sie sich aber in kürzester Zeit auf die normale Temperatur ein. Bei Erkältungen oder anderen Infekten steigt unsere Körpertemperatur bekanntlich deutlich über die normale Temperatur. In Analogie zu Ayurveda kann diese Temperatur als *Vikruti* angesehen werden, weil *Vikruti* den Krankheitszustand bedeutet. Deshalb ist es wichtig, das *Prakruti* und *Vikruti* unseres Körpers zu verstehen.

Wie Ernährung im Ayurveda heilt

Ayurveda ist also mit seinem ganzheitlichen Ansatz ein System, das Gesundheit und Krankheit in anderer Weise beschreibt als unser modernes Medizinmodell. Dennoch kann man Ayurveda dank seiner klaren Systematik und der genauen Erfahrungswerte als ein wissenschaftliches System betrachten. Elementar wichtig ist dabei der Ansatz, dass alles, was den Menschen nährt, auch heilen kann. Damit meint Ayurveda mehr als grobstoffliche Dinge. Nahrung wird hier viel weiter gefasst und bezieht alle Aspekte und Dimensionen der menschlichen Existenz mit ein. So heißt es in den für die indische Kultur so wichtigen Upanishaden (zwischen 700 und 200 vor Christus niedergeschrieben):

> Aus der Nahrung fürwahr entstehen die Wesen, welche mit der Erde verbunden sind. Und durch die Nahrung allein leben sie. Und zu dieser gehen sie auch am Ende. Die Nahrung ist nämlich das Beste der Wesen; deshalb wird sie auch ein Heilmittel für alles genannt.
>
> *Taittiriya Upanishad 2.2.1*

Besonders deutlich wird das in einer Episode aus den alten Ayurveda-Schriften, die von dem Ayurveda-Arzt Jivaka berichtet, der anlässlich seiner Abschlussprüfung in die Natur ziehen sollte, um alles zu sammeln, was keine Heilwirkung besäße. Alle anderen Schüler kamen nach einiger Zeit zurück und zeigten ihre Ergebnisse. Nur Jivaka blieb mehrere Tage aus und tauchte schließlich mit leeren Händen wieder auf. Er wurde als Bester ausgezeichnet, denn aus ayurvedischer Sicht gibt es nichts, was keine Heilwirkung besitzt. Mit dieser Grundhaltung trifft Ayurveda heute natürlich auf ein komplett anderes Medizinverständnis mit einer strikten Trennung von Lebens- und Arzneimitteln. Laut Definition dienen Lebensmittel dem allgemeinen Verzehr, Arzneimittel sind hingegen Substanzen, die Eigenschaften besitzen, um Krankheiten des Menschen zu behandeln oder zu vermeiden.

Der Grundansatz ist dem Ayurveda ähnlich, denn es geht um die Beeinflussung physiologischer Funktionen. Viele Regelungen dienen hierzulande natürlich dem Schutz der Patienten und das ist ja auch völlig in Ordnung. Schwierig wird es, wenn es um die Regelung dessen geht, was heilsam ist und was nicht. Strikte Zulassungsvorgaben erfordern immense Investitionen für Forschung, Studien etc. Da steht man als Ayurvedakoch, der über Heilkräuter in der Küche erzählt, auf verlorenem Posten.

Dem gegenüber steht der immer größer werdende Wunsch vieler Menschen, mit natürlichen und sanften Heilmethoden für dauerhafte Gesundheit zu sorgen. Gerade hier hat Ayurveda einige sehr spannende Antworten parat, und viele chronische Erkrankungen können mit der Kompetenz des Ayurveda effektiv behandelt werden.

Nahrung wird verwandelt

Im Ayurveda geht es um Wohlbefinden, Harmonie und Balance, um ein in allen Phasen ausgeglichenes und erfülltes Leben. Das ayurvedische Verständnis der Interaktion und Kommunikation zwischen Mensch und Umwelt, wozu auch Ernährung und Heilmittel gehören, ist allumfassend: Jeder Aspekt der Wirklichkeit, seien es das Klima, die Landschaft, die Gestaltung von Räumen, Musik mit wohltuenden Klängen, die Mahlzeiten, die Art der Kommunikation oder spezielle Kräuter, all das beeinflusst die Körperfunktionen und greift somit auch in den Stoffwechsel ein.

Die Ernährung ist ein zentraler Bestandteil jeder ayurvedischen Therapie, denn die Aufnahme von Nahrung ist der intensivste Kontakt, den wir zur Umwelt haben können. Im Rahmen des Verdauungsprozesses werden fremde Substanzen von außen in körpereigene Substanzen verwandelt. Wir bestehen letztlich aus all dem, was uns als Nahrung in der Vergangenheit zugeführt wurde:

> Derjenige, der in seinem Selbst gegründet ist und geeignete Nahrung zu sich nimmt,
> lebt ohne Krankheit 36 000 Nächte und wird von den tugendhaften Menschen geachtet.
> *Caraka Samhita 1.27.348*

Prävention und Therapie – eine fließende Grenze

Am Anfang jeder Therapie steht eine grundlegende Überprüfung und oft eine Umstellung der Ernährungs- und Lebensgewohnheiten. Denn eine der elementarsten Säulen des ayurvedischen Gesundheitskonzepts ist, Lebensmittel, Gewürze und Kräuter so aufeinander abzustimmen, dass die Balance der Lebensenergien *Vata*, *Pitta* und *Kapha* gefördert und/oder wiederhergestellt wird.

Im Ayurveda gibt es fließende Grenzen zwischen Prävention und Therapie, daher ist es nicht verwunderlich, dass viele Zubereitungen, die in Indien als anerkanntes Heilmittel gelten, in Europa unter Lebensmittel, Nahrungsergänzungen oder Kosmetika laufen. Kurkuma etwa gilt hierzulande zumeist als Gewürz oder wird als ganz banales Färbemittel verwendet – nicht als Heilmittel. Ayurveda beschreibt sowohl für Lebensmittel wie Reis, Gemüse und Milchprodukte als auch für mehrere Tausend spezielle therapeutische Kräuterzubereitungen, die die ayurvedische Tradition entwickelt hat, ihre Wirkung auf die *Dosha*s.

Das Verdauungsfeuer (*Agni*) spielt eine zentrale Rolle in der Gesundheitslehre des Ayurveda. Die Verdauung eines Lebensmittels und Umwandlung in entsprechendes Körpergewebe kann bis zu 30 Tage dauern. Damit sind in Summe alle Stoffwechselprozesse gemeint, die sich an die Verdauung im engeren Sinne anschließen. Der Einfluss, den eine aufgenommene Substanz auf den Körper hat, ist also viel komplexer als man aus der bloßen Betrachtung von Magen und Darm schließen kann. Damit ist Ayurveda aktueller denn je, denn gerade in der heutigen Zeit gewinnt die Forschung jeden Tag neue Erkenntnisse, wie Ernährung und Nahrungsmittel auf unterschiedlichen Ebenen wirken, jenseits von Listen und Laboranalysen.

Den Waldbrand löschen – ayurvedische Therapie

Wie funktioniert Ayurveda als Therapie? Ich kann es Ihnen an einem Beispiel erklären: Stellen Sie sich vor, im Hochsommer brennt es in Ihrem Lieblingswald, der ganze Wald steht lichterloh in Flammen. Alle Bäume, Sträucher und Farne brennen. Was würde die Feuerwehr wohl tun? Richtig, sie würde sehr wahrscheinlich löschen. Mit welchem Löschmittel? Dumme Frage, natürlich mit Wasser! Warum nimmt sie für die Eiche nicht ein anderes Löschmittel als für die Kiefer, die Fichte, die Buche, die Birke oder die Farne? Weil es keinen Sinn macht, denn es geht darum, das Feuer zu bekämpfen und den Brand zu löschen. Das funktioniert erfahrungsgemäß mit Wasser am effizientesten, egal, um welche Baumart es sich handelt.

Genauso arbeitet man schwerpunktmäßig therapeutisch im Ayurveda. Oft wird dem Ayurveda vorgeworfen, es wende seltsame Methoden an: Man könne doch nicht eine Magenschleimhautentzündung wie eine Arthritis, Bindehautentzündung oder Colitis ulcerosa behandeln. Es handle sich ja schließlich um komplett unterschiedliche Strukturen, Gewebe und auslösende Faktoren. Aber hier sagt der erfahrene Ayurvedatherapeut: Das Feuer, das sich in den Fällen der genannten Erkrankungen als Entzündung ausdrückt, ist für alle das gleiche Feuer – wie im Fall der Fichten und Buchen, die in Flammen stehen. Deshalb geht es im Ayurveda auch nicht in erster Linie um die Namensfindung und das Benennen von Krankheiten, sondern um das Beschreiben von Eigenschaften, Prinzipien und Verhältnissen. Wenn wie im Fall von Entzündungen das Element Feuer zu stark ist, ergreift man verschiedene Maßnahmen, um das Feuer zu reduzieren und den Körper wieder in seinen ausgewogenen Urzustand zurückzuführen.

Ama – der gestörte Stoffwechsel

Ama heißt wörtlich: „nicht ausreichend durch das Verdauungsfeuer verbrannt". *Ama* hat die Eigenschaften kalt, schwer, feucht, dick, klebrig, trüb, Gärneigung.

Die westlichen Ernährungsgewohnheiten lassen vermuten, dass die meisten Menschen ausscheidungspflichtige Stoffe im Organismus haben. Verantwortlich sind in erster Linie vor allem eine übermäßige Nahrungsaufnahme, industriell hergestellte Lebensmittel wie weißer Zucker oder ausgemahlenes Mehl, Fleisch und Alkohol.

In Indien leitet man Schlackenstoffe mit einer großen Reinigungskur (Pancha Karma) aus. Die Kur gilt auch als Prophylaxe für die Gesunderhaltung – denn diese steht im Ayurveda an erster Stelle, nicht die Heilung. Aber auch bei schon bestehenden Erkrankungen findet diese Kur erfolgreiche Anwendung.

Ama wird im Körper auf zwei Ebenen produziert:

1. Lokales *Ama*: Befindet sich normalerweise im Magen-Darm-Trakt
2. Systemisches *Ama*: Die Schlacken können sich in den sieben Geweben festsetzen

Ama ist eine Mischung aus unverdauten Proteinen, Kohlenhydraten, Fett und bakteriellen Substanzen, und ein Teil seiner Proteinbestandteile muss zunächst in den Kreislauf gelangen, um als Antigen, als vom Körper auszuscheidender Bestandteil erkannt zu werden. Normalerweise findet keine Absorption eines intakten oder unverdauten Proteins statt, aber unter bestimmten Umständen erhalten ganze Proteinmoleküle Zugang zum systematischen Kreislauf, wo sie ernsthafte immunologische Störungen auslösen können.

Unvollständig verdaute Nahrungsbestandteile sammeln sich im Darm, was zu Magen-Darm-Erkrankungen wie Gastroenteritis (Magen- und Darmschleimhautentzündung) führen kann. Ein Teil des *Ama* durchdringt den Darmschleim, zirkuliert im Körper und wirkt als Antigen. Dies verursacht eine Verunreinigung der *Doshas* in größerem Ausmaß. Rheumatoide Arthritis ist zum Beispiel eine Krankheit, bei der ein Antigen-Antikörperkomplex die Gewebeschädigung verursacht. Symptome, die auf das Vorhandensein von *Ama* hinweisen, können darüber hinaus Verdauungsstörungen, Mundgeruch, dicker Zungenbelag, Auswurf von klebrigem Schleim, Appetitverlust, aufgeblähter Bauch oder Müdigkeit und Kraftlosigkeit sein. Als *Ama*-fördernde Faktoren werden unter anderem trockene, kalte, saure, schleimhautreizende Lebensmittel angesehen oder schwere Lebensmittel wie Fleisch, sehr fetthaltige Lebensmittel und kalte Milchprodukte sowie blähende, ungekochte Lebensmittel. Außerdem wirkt eine Nahrungsaufnahme, bevor die vorangegangene Mahlzeit komplett verdaut, ist *Ama*-erzeugend, ebenso wie unregelmäßige Nahrungsaufnahme oder vergorene, künstlich hergestellte und künstlich haltbar gemachte Nahrung.

Besonders achtsam sollte man bei der Verwendung von Milch sein. Milch gilt zwar im Ayurveda als klassisches Aufbautonikum, ist aber schwer verdaubar und sollte daher immer nur gekocht und zusammen mit Gewürzen wie Kardamom, Zimt und Muskat verzehrt werden. Daneben sollte Milch nie mit Saurem, Salzigem, mit Fleisch, Fisch, Knoblauch, Rettich, Granatäpfeln, Blattgemüse, Sesamsamen, Basilikum, Senf und Bananen kombiniert werden.

Besser verträglich ist Milch mit Getreide, Reis, Honig, Mango, Weintrauben, Ingwer, Pfeffer, Zucker, Zimt, Kardamom und Ghee.

Weitere Kombinationen, die zur Bildung von *Ama* führen können: Fleisch sollte nie mit Honig, Sesam, Milch, Rettich, Zucker oder Sprossen und Fisch nie mit Banane, Joghurt und Buttermilch kombiniert werden. Honig und Ghee und Honig und Wasser nie zu gleichen Teilen einnehmen und Honig auf keinen Fall über 45 Grad erhitzen.

Behandlung von Gelenkerkrankungen im Ayurveda

Im Ayurveda steht die Arthrose im Zusammenhang mit der Bioenergie *Vata*, deshalb kommt in vielen Fällen eine *Vata*-reduzierende Ernährung zum Einsatz, das heißt: warme, nährende und beruhigende Speisen.

Wenn Gelenke durch Abnutzung geschädigt oder zerstört werden, spricht man in der Regel von Arthrose. Diese degenerative Krankheit kann im Grunde an allen Gelenken auftreten, am häufigsten macht sie sich jedoch an Wirbelsäule, Hüft-. Knie-, Fuß- oder Handgelenken bemerkbar. Die moderne Medizin stellt sich auf den Standpunkt, dass solche Abnutzungen nicht rückgängig gemacht werden können; in schweren Fällen könne nur ein implantiertes Kunstgelenk eine Verbesserung bringen. Ansonsten werden schmerzlindernde und entzündungshemmende Arzneimittel verschrieben.

Regenerierbare organische Substanz

Im Ayurveda ist man hier anderer Meinung. Man kann bei konsequenter Umsetzung der Empfehlungen sehr gute Erfolge bei Arthrose erzielen. Gelenke, auch abgenutzte, bestehen aus organischen Substanzen, lebendigem Gewebe. Bei mittelschweren oder milden Fällen hat der Patient durchaus gute Chancen, dass der Gewebestoffwechsel gut anspricht und sich neues Gewebe bildet. Je früher und regelmäßiger mit Gegenmaßnahmen begonnen wird, umso länger werden die Beschwerden ausbleiben. Dies bestätigen die jüngsten Bemühungen der Biotechnologie, die denselben Ansatz verfolgen: Sie will aus Patientenzellen neues Knorpelgewebe züchten und implantieren.

Ayurveda betrachtet Arthrosen neben dem reinen Abnutzungseffekt auch als Stoffwechselerkrankung. Damit ist der primäre Stoffwechsel wie auch der Gewebestoffwechsel gemeint, insbesondere der Fett- und Knochengewebe-Stoffwechsel. Der enge Zusammenhang zwischen Fett- und Knochengewebe führt dazu, dass Medikamente, die für das Knochengewebe (das schließt das Knorpelgewebe mit ein) von diesem besser aufgenommen werden können, wenn sie in einem fettigen Medium verabreicht werden.

Im Ayurveda besteht auch ein direkter Zusammenhang zwischen Dickdarmschleimhaut und Knochengewebe. Deshalb wirken nährende Klistiere äußerst günstig auf die Bildung von Knorpel und Knochengewebe.

Die ayurvedische Standardtherapie ist eine Kombination von medikamentöser Therapie mit Weihrauch- oder Myrrhepräparaten und einer lokalen Applikation von medizinischen Ölen. Nachdem die ideale Dosierung von Medikament und Öl bestimmt wurde, kann der Patient bei sich zu Hause die Therapie selbst durchführen. Diese Behandlungen werden drei bis zwölf Monate, in manchen Fällen dauerhaft beibehalten. In regelmäßigen Abständen sollte der Patient zu Folgekonsultationen kommen.

Nachhaltiger und schneller wirken stationäre Behandlungen von zwei oder mehreren Wochen. Dabei kommen ausleitende Therapien (Panchakarma) sowie intensive physikalische Behandlungen zum Einsatz.

Ernährungsempfehlungen

Bewegung macht bei Arthrose nicht mehr wirklich Spaß, denn der Knorpel ist in den Gelenken meist so abgenutzt, dass die Knochen direkt aufeinander reiben, was extreme Schmerzen verursachen kann. Über eine ayurvedische Ernährungs- und Lebensweise können die Beschwerden aber deutlich verringert werden. Spektakulär ist die bereits erwähnte erste Studie in diesem Zusammenhang – durchgeführt an der Abteilung Naturheilkunde am Immanuel-Krankenhaus in Berlin. Besonders bewährt hat sich die Heilwirkung aus einer Kombination von Muskat, Koriander und Kreuzkümmel. Sie regt die Durchblutung an und unterstützt damit die Nährstoffversorgung und Regeneration des Knorpelgewebes. Dadurch werden die Gelenke wieder beweglicher, und Schmerzen nehmen deutlich ab. Auch die Ayurveda-Allzweckwaffe Ingwer leistet bei Arthrose gute Dienste. Seine vielfältigen Inhaltsstoffe, allen voran Gingerol, der dem Ingwer seine typische Schärfe und Geschmack verleiht, wirkt auf natürliche Weise entzündungshemmend wie etwa Ibuprofen, Diclofenac und Acetylsalicylsäure. Eine weitere Power-Heilpflanze bei Arthritis ist Kurkuma mit ihrem hohen Anteil am entzündungshemmenden Wirkstoff Curcumin.

Begleitend dazu können täglich ein bis zwei Esslöffel Lein- und Walnussöl gute Dienste leisten. Denn ebenso wie das Curcumin lindern die in diesen Ölen reichlich vorkommenden Omega-3-Fettsäuren die häufig mit Arthrose auftretenden Entzündungen. Daneben sollten regelmäßig Hafer, Naturreis, Hirse, Gerste und Topinambur auf dem Speiseplan stehen. Die darin enthaltene Kieselerde stärkt das Knorpelgewebe.

Ein absolutes Top-Lebensmittel bei Arthrose ist Brokkoli: Sein sekundärer Pflanzenstoff Sulforaphan wirkt nicht nur entzündungshemmend, sondern kann auch den Knorpel vor weiterer Zerstörung schützen. Voraussetzung bei all diesen Maßnahmen ist der Umstieg auf eine im Optimalfall vegetarische Ernährungsweise, vor allem jedoch der Verzicht auf Rind- und Schweinefleisch, weißen Zucker und industriell hergestellte Produkte. Frisch gekochte und hochwertige Lebensmittel sind nicht nur bei Arthrose die Grundvoraussetzung für eine erfolgreiche Therapie.

Nicht vergessen: Ohne Ernährungsumstellung wird eine Therapie auf Dauer nicht erfolgreich sein!

Gelenkfreundliche Lebensführung

Salben Sie nicht nur die schmerzenden Gelenke, sondern den ganzen Körper zweimal in der Woche mit warmem Sesamöl oder noch besser mit einem *Vata*-reduzierenden Öl ein. Lassen Sie dieses 30 bis 60 Minuten lang gut einwirken und nehmen Sie im Anschluss eine warme Dusche oder ein heißes Bad. Nach dieser Prozedur sollten Sie sich eine halbe Stunde lang ausruhen. Generell zielen im Ayurveda alle therapeutischen und präventiven Bemühungen darauf ab, ein schnelleres Fortschreiten zu verhindern und die Symptome zu lindern.

Rheumatoide Arthritis

Gelenkbeschwerden werden zu einem immer größeren Gesundheitsproblem in der modernen Gesellschaft, wie Sie bereits im ersten Teil erfahren haben. Ayurveda hat schon vor Jahrhunderten die Anzeichen, Symptome und Behandlungsmöglichkeiten verschiedener Gelenkerkrankungen beschrieben.

Rheumatoide Arthritis ist eine der Krankheiten, die in der heutigen Zeit gehäuft auftreten. Im Ayurveda wird sie den *Vata*-Erkrankungen mit erhöhtem *Pitta* zugeordnet. Gerade die rheumatoide Arthritis ist eine der Krankheiten, die mit Ayurveda effektiv behandelt werden kann. Die grundlegende ayurvedische Behandlungsmethode beruht auf einer Stärkung des körpereigenen Abwehrsystems. Ayurveda ermöglicht eine heilende und lindernde Behandlung der rheumatoiden Arthritis, abhängig von der Dauer der chronischen Erkrankung.

Im Ayurveda gelten vor allem ungünstige Ernährung (exzessiver Verzehr, Essen zu ungünstigen Zeiten, falsch zusammengestellte Nahrungsmittel) und abträgliche Verhaltensweisen (zu wenig Bewegung, Schlaf während des Tages, Wachheit bei Nacht, Arbeiten in einseitiger Körperhaltung) als Hauptursachen für rheumatoide Arthritis. Andere Ursachen sind Nachwirkungen falscher Behandlungen, klimatische Einflüsse, genetische Faktoren sowie das Alter. Als spezifische Auslöser für rheumatoide Arthritis gelten vor allem unverträgliche Lebensmittelkombinationen wie der Verzehr von Milchprodukten mit Fisch oder Fleisch, der Verzehr von Milchprodukten mit sauren Gemüsesorten oder Zitrusfrüchten sowie Banane mit Joghurt oder Buttermilch, Alkohol mit Süßspeisen, der Verzehr von Honig mit heißen Speisen sowie der Verzehr von Speisen, die zu einer Übersäuerung des Körpers führen. Diese Ernährungsweise lässt Giftstoffe im Magen entstehen, die langsam mit den Nährstoffen aufgenommen werden und den Stoffwechsel stören.

Normalerweise hat der Körper die Fähigkeit, kleinere Giftmengen auszuscheiden, aber wenn sich regelmäßig größere Giftmengen ansammeln, ist der Körper nicht mehr in der Lage, alle abzubauen. Die Angewohnheit, tagsüber zu schlafen und nachts wach zu liegen sowie viele Stunden in einer einseitigen Haltung zu arbeiten und sich wenig zu bewegen, erhöhtes Körpergewicht, Darmträgheit, exzessiver Alkoholgenuss und Rauchen sind einige der Faktoren, die eine Erkrankung begünstigen.

Die anabolen Vorgänge im Körper sind abgeschlossen, wenn Nährstoffe im Gewebe umgewandelt werden. Die Toxine, die auf die oben beschriebene Weise entstehen, sammeln sich in diesen Geweben an, wodurch die verschiedenen Krankheiten entstehen. Solange die Gifte nicht ausreichen, um eine Krankheit auszulösen, ruhen sie dort und treten erst in Erscheinung, wenn sich eine günstige Situation ergibt. Das so produzierte *Ama* wird vom Blut aufgenommen und durch das verunreinigte *Vata* im ganzen Körper verteilt.

Das Verhalten und die Bewegungen der Körperteile werden von *Vata* unterstützt und kontrolliert. *Vata* fördert die Knochen, die Muskelkontraktion und Expansion, eine einwandfreie Nervenleitung, die korrekte Funktionsfähigkeit der Sinnesorgane etc. Bei rheumatoider Arthritis ist die Funktion von *Vata* gestört. Die Verformung von knöchernen Gelenken und die Schädigung des Knorpelgewebes stehen mit den genannten Zuständen in Zusammenhang. Nach Ayurveda ist das Blut ein wichtiges Gewebe, das Nährstoffe in alle Körperregionen transportiert und die einzelnen Körperteile ernährt. Wenn das Blut durch zu viel *Ama* verunreinigt wurde, gelangen die Stoffe zum Knochengewebe, und dieses *Ama* lagert sich zwischen den Gelenken ab, wo es die spezifischen Symptome von rheumatoider Arthritis hervorruft.

Die Behandlung von Patienten mit leichter bis mäßiger rheumatoider Arthritis beinhaltet hauptsächlich die Einnahme bestimmter Präparate, eine spezielle Diät, eine angepasste Lebensführung und gezielte Bewegung. Dies führt zu einer Reduktion von Schmerz, Entzündung, Schwellung und Steifheit. Die in den Präparaten enthaltenen Kräuter reduzieren die Leukozytenzahl in der Gelenkflüssigkeit, senken die erhöhten Serum-Transaminasen-Spiegel und verkürzen die Blutsenkungsgeschwindigkeit. Das bewirkt einen Rückgang des entzündeten Gewebes. Die Medikamente fördern auch die Durchblutung und normalisieren die Blutversorgung der Gelenke durch die Öffnung der kollateralen Durchblutung. Einige der ayurvedischen Medikamente haben eine deutlich entzündungshemmende Wirkung.

Panchakarma – eine Kur für erkrankte Gelenke

Die Gelenkschädigung kann behoben werden durch eine Panchakarma-Kur (eine Reinigungsbehandlung des Körpers), kombiniert mit einer speziellen Diät und Ratschlägen für vorsichtige Bewegungsaktivitäten. Die Behandlung hat zum Ziel, abgelagerte toxische Stoffe aus dem Körper zu entfernen. Tief eingelagerte Toxine werden gelöst und gehen langsam in den Darm über. Wenn sie im Darm angelangt sind, werden sie durch eine Panchakarma-Therapie beseitigt.

Panchakarma beinhaltet fünf Reinigungsbehandlungen: *Vamana* (Erbrechen), *Virechana* (Reinigung), *Vasti* (Darmspülung), *Nasya* (Nasenbehandlung) und *Raktamosha* (Aderlass). Bei der Reinigungsbehandlung werden die Darmspülung und in schweren Fällen der Aderlass angewendet, um Giftrückstände zu entfernen. Die für *Virechana* benutzten Zubereitungen sind Kräuterpuder oder Kräuteröle, die die Toxine aus dem Körper entfernen und gleichzeitig gegen die Toxine im Körper wirksam sind. *Vasti* wird mithilfe einer bestimmten Kombination von Kräuterabklärungen und Ölen, die wie oben beschrieben wirken, durchgeführt.

Äußerliche Behandlungen wie *Pizhichil* (ein Guss von warmem Öl über den Körper), *Lepa* (die Verwendung einer Paste) und *Kizhi* (einer Massage mit warmen Kräuterbeuteln) helfen, Schmerz, Schwellungen und Brennen zu reduzieren, indem sie die Blutzirkulation anregen, verstopfte Zwischengewebsräume (Interstitialraum) öffnen und den Abfluss der Lymphe normalisieren. Diese Anwendungen sind sehr wichtig vor einer Panchakarma-Behandlung, da sie die Entgiftung während der Kur unterstützen.

Nach einer erfolgreichen Reinigungsbehandlung tragen immunregulierende und immunmodellierende Kräuterpräparate zusammen mit einer angepassten Ernährungsweise und einer gezielten Verhaltensumstellung dazu bei, das beste Ergebnis zu erzielen. Mahlzeiten zur rechten Zeit, leicht verdauliche Gerichte, Verzehr von saisonalen Produkten und die Vermeidung von ungünstigen Lebensmittelkombinationen unterstützen eine schnelle Genesung. Die Abkehr von negativen Verhaltensweisen wie Schlafen während des Tages, Wachheit bei Nacht, exzessiver Geschlechtsverkehr und Ähnliches spielen eine bedeutende Rolle im Heilungsprozess. Angemessene und regelmäßige Bewegung der Gelenke fördert die Durchblutung, vermehrt die Gelenkflüssigkeit und stabilisiert die Muskulatur.

Heilkräuter-Power

Die über 5000-jährige Tradition im Ayurveda hat ein breites Spektrum an Behandlungen und Präparaten mit hohem praktischem Wert und Nutzen hervorgebracht. Vor allem bei chronischen Erkrankungen konnten sich die millionenfach angewandten Therapiemethoden bewähren, bei denen vor allem verschiedene Kräuterpräparate eine wichtige Rolle spielen. Diese Präparate aktivieren die Selbstheilungsprozesse des Körpers und stimulieren vor allem regulierende Prozesse, die für die Wiederherstellung des physiologischen Gleichgewichts verantwortlich sind.

Essenziell bei jeder Behandlung ist, den Körper von schädlichen Stoffen zu befreien, das Immunsystem und die mentale Resilienz zu fördern. Die Aktivierung der natürlichen Reinigungsprozesse des Körpers stärkt das Immunsystem, und der Körper wird wieder in die Lage versetzt, die Störung selbst zu beseitigen. Die Maßnahmen, die man im Ayurveda dafür anwendet, sind vor allem eine Ernährungsumstellung, äußerliche Anwendungen, Reinigungskuren und Heilkräuter. Ziel ist, schädliche Stoffwechselprodukte über einen natürlichen Ausscheidungsweg zu eliminieren.

Die Vorgehensweise und der Einsatz der verschiedenen Maßnahmen folgen dabei einer kombinierten Methodik, zum einen als Gegenmittel, also im weitesten Sinne allopathisch (allos = anders beschaffen) gegen Symptome, Krankheit oder Ursachen. Zum anderen gibt es aber auch ein analoges Prinzip, also homöopathisch (homoios = gleich) gegenüber Krankheit oder Ursache. Damit kombiniert Ayurveda die Methoden aus Allopathie, Homöopathie und Naturheilverfahren – das zeigt den zeitlosen und universellen Charakter dieser Gesundheitslehre.

Gewürz-Apotheke

In der ayurvedischen Küche spielen auch Gewürze eine große Rolle. Oft werden sie als „göttliche Nahrung“ bezeichnet. Gewürze verfügen über vielfältige gesundheitsfördernde und heilende Kräfte. Hier stelle ich Ihnen eine Auswahl der wichtigsten ayurvedischen Gewürze und ihrer Wirkungen vor.

> **Kurkuma** enthält den hochpotenten Wirkstoff Curcumin und weitere bioaktive Substanzen mit diversen Heilwirkungen. Das Besondere ist seine antiallergische Wirkung und die Neutralisierung von Säuren. Zudem reguliert Kurkuma den Zucker- und Fettstoffwechsel.

> **Kreuzkümmel** wirkt gegen Blähungen und Durchfall und behebt Verstopfungen. Bei Reizdarmsyndrom lindert Kumin Beschwerden.

> **Pfeffer** wird in der ayurvedischen Küche zum Beispiel als Appetitanreger eingesetzt. Zudem soll er gegen Übelkeit, Schwindel, Verstopfung, Fieber und Erkältung helfen.

> **Chili** fördert die Verdauung, regt den Appetit an und hilft gegen Blähungen.

> **Koriander** wirkt gegen Husten, Kopfschmerzen und Migräne.

> **Anis** hilft bei Verdauungsbeschwerden und wirkt entgiftend.

> **Ingwer** hat antioxidative und antientzündliche Eigenschaften und stärkt das Immunsystem.

> **Kardamom** wirkt leberentgiftend, entzündungshemmend, appetitanregend und hilft gegen Mundgeruch.

> **Zimt** wirkt stoffwechselanregend und entgiftend, kann Blutzuckerwerte und den Cholesterinspiegel senken.

> **Fenchel** unterstützt die Verdauung und wirkt beruhigend.

Die heilende Kraft der Pflanzen

In der Blütephase der vedischen Hochkultur wurde ein umfangreiches Wissen über Heilkräuter erfasst und auch niedergeschrieben. Aus verschiedenen Quellen weiß man, dass vor allem in der Zeit zwischen 3000 bis 700 vor Christus verschiedene Werke über heilkräftige Pflanzen entstanden sind. Die Charaka Samhita – die vermutlich älteste Schriftensammlung aus den Veden über den Ayurveda – nennt beispielsweise 400 heilkräftige Pflanzen und 341 Rezepturen. Der Ayurvedagelehrte Sushruta beschreibt 760 Pflanzen und 64 mineralische Mittel. In späteren Werken, von denen die Bhava Prakasa eines der bekanntesten ist, kamen noch diverse Ergänzungen dazu. In Summe kann man von rund 3000 verschiedenen Heilpflanzen ausgehen, die nach ayurvedischen Prinzipien beschrieben worden sind.

Heilkräuter bei Gelenkerkrankungen

Arthritis bedeutet Gelenkentzündung. Jeder Körperteil kann durch Arthritis entzündet oder schmerzhaft werden. Die beiden häufigsten Arten von Arthritis sind Arthrose und rheumatoide Arthritis. Arthrose ist eine degenerative Gelenkerkrankung, die sich aus dem Verschleiß ergibt. Das führt zu Schmerzen, Empfindlichkeit, Schwellung und verminderter Funktion der Gelenke. Die am häufigsten von Arthrose betroffenen Gelenke sind Knie, Hüften, Hände und Wirbelsäule. Rheumatoide Arthritis ist eine Autoimmunerkrankung, die auftritt, wenn das körpereigene Immunsystem fälschlicherweise die Synovia (Zellauskleidung im Gelenk) angreift. Sie verursacht Gelenkschmerzen, Steifheit, Schwellung und Verlust der Gelenkfunktion. Es gibt eine Reihe von Kräutern, die synergistisch wirken, um chronische Gelenkentzündungen wie Arthrose und rheumatoide Arthritis zu reduzieren. Nachfolgend stelle ich Ihnen ein paar Kräuter vor, die bei der Behandlung von Arthritis helfen.

Alfalfa
ist eines der beliebtesten Mittel gegen Arthritis.
Für größere Wirksamkeit bereiten Sie sich einen Kräutertee aus frischer Luzerne anstelle des Pulvers.

Ananas
enthält Bromelain, eine Chemikalie, die Schwellungen verhindert und Entzündungen vorbeugt. Bromelain hilft, Immunantigenkomplexverbindungen loszuwerden, die an einigen Arthritiszuständen beteiligt sind.

Angelica
Die westliche Sorte von Angelica enthält 12 entzündungshemmende, 10 krampflösende und 5 anodyne (schmerzlindernde) Bestandteile, die für die Behandlung von Arthritis wesentlich sind.

Arnika
wird äußerlich als pflanzliches Medikament gegen Arthritis angewendet, um Schmerzen und Entzündungen zu lindern. Es gilt als eines der wirksamsten Kräuter für Entzündungen und Gewebeschäden. Es wird auch in der homöopathischen Behandlung eingesetzt.

Boswellia
(indischer Weihrauch) hat eine einzigartige entzündungshemmende Wirkung. Darüber hinaus führt die langfristige Anwendung von Boswellia zu keinerlei Nebenwirkungen.

Brennnessel
gilt als eines der wichtigsten Kräuter zur Behandlung von Arthritis bereits im Frühstadium.

Cayenne-Pfeffer
enthält die schmerzlindernde Chemikalie Capsaicin und eine aspirinähnliche Verbindung namens Salicylat. Er lindert Arthritisschmerzen, wenn er eingenommen oder äußerlich aufgetragen wird, und ist innerlich wie äußerlich angewendet das stärkste Kraut zur Steigerung der Durchblutung.

Hopfen
Hopfentee ist ein beliebtes Mittel gegen Rheuma. Die Pflanze enthält mehr als 22 entzündungshemmende und 4 krampflösende Inhaltsstoffe. Rund 10 Inhaltsstoffe wirken als Beruhigungsmittel und lindern Schmerzen.

Ingwer
Ingwertee und Ingwerkompressen bekämpfen die durch Arthritis verursachte Schwellung. Ingwertee wirkt auch wohltuend bei Arthrose.

Kurkuma
Das Gelbpigment von Kurkuma und Curcumin hat eine beträchtliche entzündungshemmende Wirkung. Kurkuma wird verwendet, um mit vielen Problemen effektiv umzugehen. Sie ist bei bestimmten Entzündungsarten sehr wirksam.

Lakritze oder Süßholz
hat entscheidende entzündungshemmende und antiallergische Eigenschaften und wirkt wie Cortison. Die Süßholzkomponenten binden Glucocorticoidrezeptoren an Zellen und üben glucocorticoidartige Wirkungen aus.

Oregano
Bei Entzündungen, zunehmendem Alter und degenerativer Arthritis treten freie Radikale auf. Oregano als starkes Antioxidans verhindert die Schädigung der Zellen durch freie Radikale. Antioxidantien helfen auch bei der Linderung von Arthrose und rheumatoider Arthritis.

Rosmarin
Rosmarinnadeln enthalten vier entzündungshemmende Substanzen. Als Tee sind sie eine gute Option zur Linderung von Arthritis.

Sellerie
ist reich an Mineralien und enthält mehr als 25 entzündungshemmende Substanzen. Rohe oder gekochte Selleriesamen sind ein gutes Mittel gegen Rheuma.

Senf
enthält eine reizende Substanz namens Allyl-Isothyocyanat, die aktiviert wird, wenn die Samen grob gemahlen und mit etwas Flüssigkeit vermischt werden. Senfsalbe verursacht eine notwendige und heilsame Gegenreizwirkung.

Sesamsamen
Der Nährstoffbedarf des Körpers steigt bei Arthritis-Attacken, Sesamsamen decken den Bedarf an Kupfer.

Traubensilberkerze
wirkt mit ihrem Inhaltsstoff Salicylsäure entzündungshemmend und krampflösend und hilft bei Entzündungen, die durch Arthrose, Neuralgie und rheumatoide Arthritis verursacht werden.

Weide
Weidenrindentee hat entzündungshemmende Wirkung und lindert auf ähnliche Weise wie Aspirin Schmerzen und Schwellungen.

Wintergrün
enthält Methylsalicylat, die aktivste schmerzlindernde Komponente zur Behandlung von Arthritis. Man verwendet die getrocknete Form des Krauts.

Klassische Öle

Die ayurvedischen Massagen und Behandlungen erfolgen im Rahmen eines größeren Konzepts, da der ayurvedische Arzt oder Heilpraktiker bemüht ist, die *Doshas* seines Patienten auszubalancieren.

Klassischerweise werden folgende Öle zur Behandlung von Störungen des Nervensystems und zur Beruhigung von *Vata* verwendet.

Basisöle

Zur Stärkung: schwarzes Sesamöl, Sesamöl, Avocadoöl, Olivenöl, Mandelöl, Walnussöl, Erdnussöl, Rizinusöl, Ghee

Öl für Körper und Nase selbst hergestellt

300 g getrocknetes Basilikum, 100 g Zimt, 50 g Kardamom in vier Liter Wasser kochen, bis nur noch ein Liter Flüssigkeit übrig bleibt. Abfiltern und in einen Liter Sesamöl geben, dann köcheln lassen, bis alle Wasseranteile verdunstet sind.

Bei Kräuterölen handelt es sich um hoch konzentrierte medizinische Öle. Sie werden für therapeutische Massageanwendungen oder als Basisöle für ätherische Öle unverdünnt verwendet, um deren Wirkung zu verstärken.

Ätherische Öle

Die hier aufgeführten Öle richten sich an den *Dosha*-Ausgleich. Ätherische Öle sind in Indien nicht üblich, werden bei uns jedoch gerne verwendet. Sie können sowohl zur Beduftung des Raumes als auch zur Beimischung zum Basismassageöl verwendet werden. 5 Tropfen ätherisches Öl werden auf eine Portion Basisöl von ca. 50 ml gegeben.

Die Wirkungsweise ätherischer Öle erfolgt über die Haut und den Geruchssinn. Sie wirken innerhalb von weniger als 15 Minuten auf Körper, Geist und Seele. Nach zwei bis drei Stunden hat die physische Anwesenheit der Öle den Körper wieder verlassen, sodass keine kumulativen Spuren zu befürchten sind.

Verwenden Sie nur hochwertige (reine) ätherische Öle. Ein qualitativ hochwertiges ätherisches Öl fühlt sich zwischen den Fingern nicht ölig an. Lagern Sie Ihre ätherischen Öle lichtgeschützt und bei Zimmertemperatur oder etwas kühler.

Auswahl ätherischer Öle für Vata

Ölessenzen	Beschreibung des Duftes	Anwendung
Anissamen	süß, warm, wie Kräuter	besänftigend
Bergamotte	frisch, scharf, zitronenartig	beruhigend
Kamille	fruchtig, wie Kräuter, süß, zusammenziehend	besänftigend, lindernd, kühlend, bei Schlaflosigkeit und Depression
Kardamom	süß, holzig, blumig	heiß, erwärmend, beruhigend
Zimtrinde	intensiv, süß, warm, würzig	besänftigend, erwärmend
Zypresse	süß, reich, voll	besänftigend
Weihrauch	zitronig, würzig	besänftigend, entlastet die Wohnung von den Energien der Vergangenheit
Geranium	intensiv, rosenähnlich, süß, leicht zusammenziehend	lindert Angst und Depression, leicht erwärmend
Ingwer	zitrusartig, warm, würzig, holzig	erwärmend, beruhigend
Jasmin	blumig, fruchtig, wie Kräuter, bitter, zusammenziehend, süß	besänftigend, lindert Angst, Hypersensibilität, kühlend
Zitrone	leicht, frisch, zitronig, sauer, bitter	erfrischend, heiß, fördert Furchtlosigkeit, stimulierend
Muskatnuss	frisch, würzig, warm, zusammenziehend, leicht süß	erwärmend, beruhigend, verjüngend, stimuliert das Haarwachstum
Orange	süß, leicht, zitrusartig, sauer	beruhigend, erwärmend
Rose	süß, reich, blumig, zusammenziehend	besänftigend, kühlend, beruhigend, lindert Zorn und Eifersucht

Ausgleichende Verhaltensweisen

Um *Vata* auszugleichen, werden im Ayurveda bestimmte Verhaltensweisen empfohlen, die sich leicht in das tägliche Leben integrieren lassen.

- Lauschen Sie den Geräuschen fließenden Wassers oder den Wellen des Ozeans.
- Lauschen Sie der sanften Musik einer Flöte, Violine oder Sitar.
- Schauen Sie der aufgehenden Sonne zu.
- Nehmen Sie warme Bäder mit aromatischen Ölen von Neroli, Zitrone, Geranium.
- Verabreichen Sie sich eine sanfte Massage mit Sesamöl.
- Tragen Sie Kleidung in warmen Farben, goldenen Schmuck und exotische Parfums.
- Sorgen Sie für leichte körperliche Bewegung oder praktizieren Sie Yoga.
- Nehmen Sie sich täglich Zeit für Meditation sowie stilles Sitzen und Achtsamkeit für den Atem.

Ernährungsvorschläge für Vata-indizierte Erkrankungen

In der nachfolgenden Tabelle finden Sie eine Auswahl von Nahrungsmitteln, die sich besonders gut eignen, um das *Vata Dosha* zu reduzieren.

Für die Mahlzeiten gilt grundsätzlich: warme, gekochte Mahlzeiten.

Halten Sie Ihre täglichen Zeiten ein, trinken Sie möglichst eine Kanne abgekochtes Wasser, schluckweise über den Tag verteilt.

Nahrungsmittel	Beispiele
Gemüse	Spargel, Rote Bete, gekochter Kohl und Blumenkohl, Karotten, Koriander, Salatgurke, Fenchel, gekochter Knoblauch, grüne Bohnen, grüne Chilis, Meerrettich, Lauch, schwarze Oliven, gekochte Zwiebeln, Pastinaken, gekochte Erbsen, Süßkartoffeln, Kürbis, Brunnenkresse, Zucchini
Früchte	süße Äpfel, Aprikosen, Avocado, Beeren, Kirschen, Kokosnuss, frische Datteln, reife Feigen, Weintrauben, Kiwi, reife Mangos, Melonen, süße Orangen, Papaya, Pfirsiche, Ananas, süße Pflaumen, Rosinen, Rhabarber, Blaubeeren
Getreide	Amaranth, Dinkel, Emmer, Kamut, Gerste, Hafer, Quinoa, Reis, Sprossenbrot (Essenerbrot)
Hülsenfrüchte	rote Linsen, Mungbohnen, Mung Dal, Tocr Dal, Urad Dal, Tofu
Milchprodukte	Die meisten Milchprodukte sind gut: Butter, Buttermilch, Käse, Sauerrahm, Hüttenkäse, warme Ziegenmilch, Joghurt (verdünnt und gewürzt).
Tierische Erzeugnisse	Huhn, Ente, Eier, Süß- oder Salzwasserfisch, Lachs, Sardinen, Meeresfrüchte, Krebse, Austern, Forellen
Nüsse	Alle Arten von Nüssen, jedoch nur in kleinen Mengen (etwa 10 Nüsse).
Samen	Flachssamen, Halva, Flohsamen, Kürbiskerne, Sesam
Öle	Sesamöl, Ghee, Olivenöl, die meisten anderen Öle
Süßungsmittel	Gerstenmalz, Fruchtzucker, Fruchtsäfte, Ahornsirup, Reissirup, Honig, Jaggery, Melasse
Getränke	Mandelmilch, Aloe-vera-Saft, Apfelwein, Aprikosensaft, gelegentlich Bier, Beeren- und Karottensaft, Kirschsaft, Getreidekaffee, Grapefruitsaft, Limonade, Mangosaft, Misosuppe, Orangen- und Papayasaft, Pfirsichnektar, Ananassaft, Reismilch, gelegentlich Wein Kräutertees: alle Gewürztees
Gewürze	Alles außer rohen Zwiebeln und rohem Knoblauch.
Nahrungsergänzungsmittel	Aloe-vera-Saft, Kalzium, Magnesium, Zink, Spirulina, blaugrüne Algen, Aminosäuren, Bienenpollen, Gelée royale, Eisen

Regenerationstag

Der wärmende Aspekt von Tee wirkt besonders beruhigend auf alle *Vata*-Themen.

Meine Empfehlung für den Regenerationstag ist, einen ruhigen, entspannten Tag zu wählen, an dem keine Termine im Kalender stehen.

Zu meiden sind: süße Früchte, Säfte, Gemüse, Brot, Kekse, Gebäck, Süßigkeiten, Milchprodukte, Käse, Gebratenes, Nüsse, Alkohol, raffinierte Fette und weißer Zucker, feste Nahrung

Erlaubt sind: Kräutertees aus Ingwer, Kardamom, Fenchel, Zimt, mindestens 1,5 Liter Flüssigkeitszufuhr

Zur Erholung und Erfrischung des Geistes:

- Ruhen Sie so viel wie möglich. Vermeiden Sie Arbeit, Fernsehen, Diskussionen, Argumentationen, Treffen.
- Lesen Sie leichte Literatur, praktizieren Sie einfache Atemübungen und unternehmen Sie geruhsame Spaziergänge.
- Nehmen Sie ein warmes Bad mit Ingwer oder Eukalyptusöl; schrubben Sie Ihren Körper gründlich ab.
- Verbringen Sie den Tag in Meditation und Gebet und möglichst schweigend.

HEILSAME REZEPTE FÜR DIE GELENKE

Pflanzenbasierte ganzheitliche Power-Ernährung

Mit dem stark zunehmenden Interesse an Gesundheit und Ernährung hat auch die Verwirrung erheblich zugenommen, was denn nun die „richtige“ Ernährung sein soll. Stellenweise bekommen die Auseinandersetzungen um dieses Thema fast schon religiöse Züge. Um den ganzen Urwald etwas zu lichten, habe ich für die Teilnehmer meiner Kurse und für meine Patienten ein ganz einfaches System entwickelt, das Orientierung gibt und versucht, mentale Knoten zu vermeiden.

Meine Ayurveda-Power-Ernährung kurz zusammengefasst: kein Fleisch, Geflügel, Fisch und nur sehr ausgewählte Milchprodukte. Ausnahmen gibt es in nur wenigen Fällen, getreu dem Spruch: „Fleisch gehört in die Apotheke.“ Die Power-Ernährung setze ich bewusst nicht mit veganer Ernährung gleich, die vor allem durch das definiert wird, was sie eliminiert. Ich möchte mein Programm vor allem durch das definieren, was es betont – nämlich eine große Vielfalt an Vollwertkost, basierend auf den über 5000 Jahren Ayurveda-Erfahrung.

Im Prinzip teile ich dabei nur in vier Kategorien ein:

1. Unverarbeitete oder kaum verarbeitete Lebensmittel wie Obst, Gemüse, Vollkorngetreide und Hülsenfrüchte.
2. Pflanzenbasiert und verarbeitet wie Pasta, Ghee, Öle, Käse, Getreidemilch, Snacks, Riegel etc.
3. Pflanzenbasiert und stark industriell bearbeitet wie Auszugsmehl, weißer Zucker, Fertiggerichte etc.
4. Tierische Lebensmittel wie Milch, Fleisch, Fisch, Geflügel etc.

Die Empfehlung ist recht simpel – und zwar, so weit wie möglich nur Lebensmittel aus der ersten und zweiten Kategorie zu essen. Tierische Produkte wie Milch und Fleisch werden, wenn überhaupt, nur in Absprache mit dem Therapeuten eingesetzt.

Ganze Lebensmittel und reiche Aromen

Mit „ganze" meine ich vor allem Lebensmittel, die nur minimal verarbeitet werden. Dazu gehören Getreide in Vollkornqualität, Obst, Gemüse und Hülsenfrüchte. In Maßen auch Nüsse, Samen, natürliche Süßstoffe und ausgewählte Fette wie Olivenöl und Ghee.

Stark verarbeitete Lebensmittel sind bei dieser Ernährung nicht vorgesehen, also keine raffinierten Getreideprodukte oder Lebensmittel, die zugesetzten Zucker, künstliche Süßstoffe und/oder Fettzusatz enthalten.

Für meine Methode braucht man keinen Taschenrechner, um Kalorien oder Kohlenhydrate zu zählen. Ich möchte dazu anregen, mit vielen Gewürzen zu experimentieren, um die Geschmacksnerven zum Leuchten zu bringen und die Verdauung zu entlasten. Abgesehen davon ist diese Ernährung nicht teuer, denn viele Zutaten, die ich verwende, sind sehr günstige Grundnahrungsmittel. Man braucht keine super trendigen Spezialartikel, keine Eimer von Agavensirup oder Schubkarrenladungen von Cashews, Mandeln und Avocados.

Die Power-Ernährung ist eine Rückkehr zu ganzen Lebensmitteln, reichen Aromen und natürlicher Gesundheit. Im Prinzip lassen sich alles Wissen und viele schlaue Bücher auf einen Satz reduzieren: „Essen Sie vollwertige, unverarbeitete, auf Pflanzen basierende Lebensmittel, während Sie den Verzehr von raffinierten und tierischen Lebensmitteln minimieren, denen Salz und raffinierte Fette hinzugefügt sind.“ (T. Colin Campbell und Thomas M. Campbell in: The China Study – Die wissenschaftliche Begründung für eine vegane Ernährungsweise)

Zum Thema Zuckerfreiheit

Zuckerfreie Rezepte erfreuen sich immer größerer Beliebtheit, und unbestritten ist es auf Dauer nicht gesund, größere Mengen von raffiniertem Zucker zu konsumieren. Dennoch gibt es realistischerweise so gut wie keine zuckerfreien Rezepte, lediglich Rezepte, bei denen kein Zucker zusätzlich hinzugefügt wird. Denn ganz viele Lebensmittel enthalten natürliche Zuckerverbindungen, was buchstäblich in der Natur der Sache liegt. Diese Verbindungen sind auch lebenswichtig für viele Stoffwechselfunktionen. Nicht zu vergessen: Aus Sicht des Ayurveda ist der süße Geschmack unter anderem hervorragend geeignet, um *Vata* zu beruhigen – und das wollen wir bei Gelenkerkrankungen in erster Linie. Ohne Zucker ist keine Energiegewinnung in der Zelle möglich, und deshalb ist der süße Stoff auch nicht vom Teufel auf die Erde geschickt worden, um die Menschheit zu vergiften, sondern ein ganz natürlicher Bestandteil unseres Körpers.

Eine optimale Versorgung der Zelle wird durch eine Ernährung sichergestellt, die zu gut zwei Dritteln aus Kohlenhydraten und je einem Sechstel aus Fetten und Eiweißen besteht. Deshalb bin ich großer Fan von einer intelligenten, körperbewussten und naturnahen Ernährungsform und eher skeptisch gegenüber Ernährungsformen, die sich vor allem über das Eliminieren definieren. Wie immer im Leben, wird die Wahrheit wahrscheinlich in der goldenen Mitte liegen.

Jetzt aber auf ins Vergnügen der gelenkschonenden Power-Ernährung und viel Spaß beim Ausprobieren der Rezepte!

So einfach wie möglich

Dieses Buch hier ist jetzt mein zwölftes Buch seit 2011. Für die elf vorhergehenden habe ich insgesamt weit über 500 verschiedene Rezepte entwickelt und gekocht. Zusätzlich habe ich in der gleichen Zeit Hunderte Kochkurse und Workshops gegeben und die Erfahrung aus diesen Kursen ist: Rezepte sollten so einfach wie möglich sein. Genauso wie die Essenz für ein gelingendes Leben auf eine A4-Seite passen würde … Ein paar Zutaten dafür: Achtsamkeit, innere Verbundenheit, Liebe, Hinwendung, unverarbeitete Lebensmittel, reduzierte Nahrungsaufnahme, Bewegung. Alles Schlagwörter unserer Zeit – und Ayurveda bündelt genau all das auf eine sehr lebensnahe und praktische Art.

Der Bowl-Baukasten

Dinge im Leben werden selten besser, wenn sie kompliziert werden; genau das gilt auch für die Rezepte in diesem Buch. Sie sollen simpel, lecker, alltagstauglich sein – so würde ich es mal zusammenfassen. Die Idee hinter den zunächst folgenden Rezepten ist ein Baukasten. Später kredenze ich Ihnen aber auch noch ausformulierte Rezepte für jede Tageszeit.

Die Idee hinter dem Rezept-Baukasten: Ich präsentiere die Top-Lebensmittel und -Gewürze für Gelenkerkrankungen auf ganz einfache Art und Weise zubereitet, sodass man sie entweder solo essen oder in Form einer farbenfrohen Bowl kombinieren kann. Die Bowls bestehen aus einem Getreide als Fundament, zu dem je nach Geschmack und Laune Gemüsesorten und/oder Obst und natürlich Gewürze kommen. Die Mengenangaben beziehen sich auf zwei gute oder vier kleinere Portionen, je nach Appetit.

Hier eine Aufstellung mit beispielhaften Zutaten für die gesunde Gelenke-Bowl sowie deren Zubereitung (natürlich können Sie Ihre Fantasie spielen lassen und auch andere Zutaten wählen – Hauptsache, die Basics stimmen).

Basics Getreide: Gerste, Hafer, Hirse, Naturreis

Basics Gemüse: Blumenkohl, Brokkoli, Chicorée, grüne Bohnen, Karotten, Kartoffeln, Knoblauch, Kürbis, Meerrettich, Pastinaken, Radicchio, Radieschen, Rosenkohl, Rote Bete, Rotkohl, Sellerie, Süßkartoffeln, Topinambur, Weißkohl, Zwiebeln

Basics Obst: Äpfel, Aprikosen, Bananen, Birnen, Datteln, Kirschen, Orangen, Pflaumen, Trauben, Zitronen

Basis Gewürze: Anis, Basilikum, Chili, Kurkuma, Fenchel, Ingwer, Kardamom, Koriander, Kreuzkümmel, Muskat, Oregano, Paprikapulver, Thymian, Zimt

Zubereitung Basics Getreide:

Die oben aufgeführten Getreide wirken, wie bereits beschrieben, aufgrund ihrer Inhaltsstoffe positiv bei Gelenkerkrankungen und stellen darüber hinaus eine perfekte und wohlschmeckende Prophylaxe dar.

Die Kochzeit und die Zubereitung sind bei Gerste und Hirse recht ähnlich. Ich bin dabei immer etwas großzügiger mit Wasser, da ich mein Getreide immer *al dente* koche und das so besser kontrollieren kann. Mein Standard-Verhältnis ist bei allen Getreiden ungefähr 1:4, also 100 Gramm Getreide mit 400 Milliliter leicht gesalzenem Wasser etwa 15 Minuten bei mittlerer Hitze köcheln lassen.

Naturreis braucht deutlich länger, gut 25 Minuten Kochzeit.

Bei Haferflocken verwende ich immer die groben Flocken und lasse sie grundsätzlich nur in der heißen Flüssigkeit ziehen, nicht köcheln – sonst wird Hafer schnell zu Spachtelmasse.

Zubereitung Basics Gemüse:

Meine bevorzugten Zubereitungsarten sind:

- > anbraten
- > im Ofen backen
- > dampfgaren

Rohkost verwende ich nur sehr ausgesucht und dann vor allem Gemüse wie Rote Bete, Rotkohl, Weißkohl oder Karotte.

Anbraten

Ich bin ganz großer Fan davon, Gemüse in der Pfanne anzubraten, da es so wunderbar sein Aroma behält und es zusätzlich noch schöne Brataromen ergibt.

Anbraten macht mit Brokkoli, Blumenkohl und Rosenkohl besonders viel Spaß. Die Zubereitung von Gemüse ist dabei recht simpel: Beim Anbraten bringe ich das Gemüse in eine ähnliche Form und Größe und brate es kross zwischen 5 und max. 10 Minuten an – zunächst mit stärkerer Hitze, dann die Hitze reduzieren und Zwiebeln beziehungsweise Knoblauch zugeben.

Im Ofen backen

Auch hier ist meine Methode ziemlich simpel: Ich bringe auch hier das Gemüse wieder in ähnliche Form und Größe, mariniere es mit Olivenöl und großzügig mit Gewürzen. Dann das Ganze für 15 bis 45 Minuten in den Ofen bei 180 Grad Ober-/Unterhitze backen. Kürbis und Süßkartoffeln sind am schnellsten fertig, am längsten brauchen Rote Bete, Brokkoli, Blumenkohl, Rosenkohl, Sellerie etc. Hier empfiehlt sich die Verwendung eines Schmortopfes.

Dampfgaren

Dampfgaren ist eine einfache, aber sehr schonende Methode. Ich verwende einen großen Topf, fülle ihn zu einem Sechstel mit Wasser und stelle ein Metallsieb in den Topf. Wie immer das Gemüse in die gleiche Form bringen und je nach Gemüse und gewünschter Bissfestigkeit zwischen etwa 10 und 20 Minuten dampfgaren.

Nicht vergessen: Das Gemüse zieht immer noch nach, also besser *al dente* lassen und nicht gar kochen, sonst ist es Matsch bis zum Servieren!

Zubereitung Basics Gewürze:

Das Thema Gewürze und Würzen ist scheinbar eines der hartnäckigsten Kochmysterien. Seit Jahren ist es in all meinen Kursen immer wieder ein ganz heißes Thema, und die Fragen sind zahlreich. Hier die Großen drei:

1. Welche Gewürze nehme ich wofür?
2. Welche Gewürzmenge brauche ich für wie viel Gemüse?
3. Wie viele Gewürze brauche ich überhaupt pro Gericht?

Meine Antworten darauf:

1. Ich verwende sehr gerne Gewürze wie Basilikum, Chili, Kurkuma, Orangen- und Zitronenschale, Oregano, Paprika und Thymian für Gemüse wie Brokkoli, Karotte, Kürbis, Sellerie, Süßkartoffel und Topinambur.
   Gewürze wie Anis, Fenchel, Koriander, Kreuzkümmel, Muskat und Zimt verwende ich gerne für Blumenkohl, Chicorée, grüne Bohnen, Kartoffeln, Radicchio und Rote Bete.
2. Meine Empfehlung ist: Auf 250 Gramm Gemüse ein gestrichener Teelöffel Gewürze. Der Grundsatz ist: immer lieber mehr Gewürze als Salz.
3. Auch hier ist weniger mehr. Diese Auswahl reicht völlig: Anis, Basilikum, Chili, Kurkuma, Fenchel, Ingwer, Kardamom, Koriander, Kreuzkümmel, Muskat, Oregano, Paprikapulver, Thymian und Zimt.

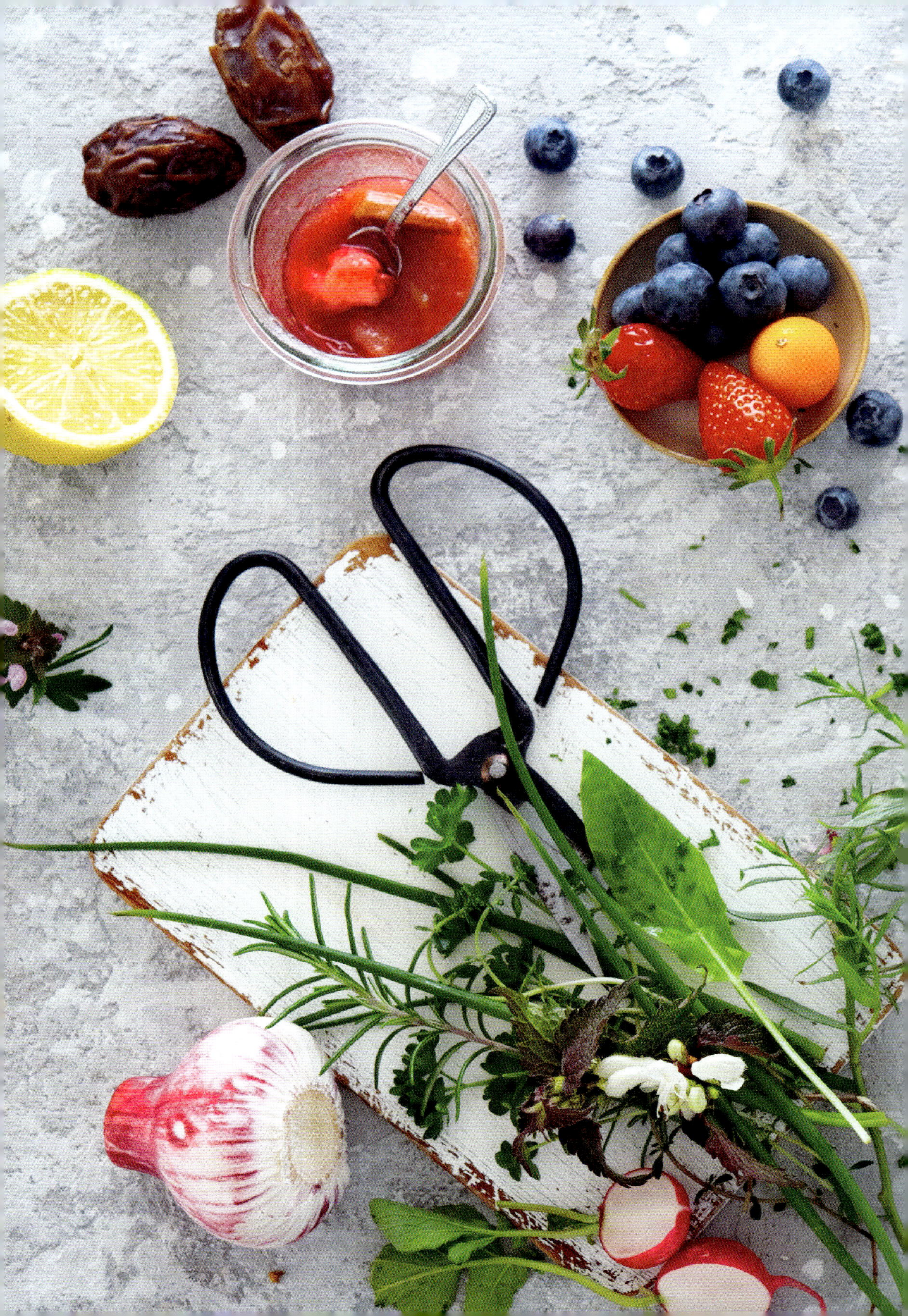

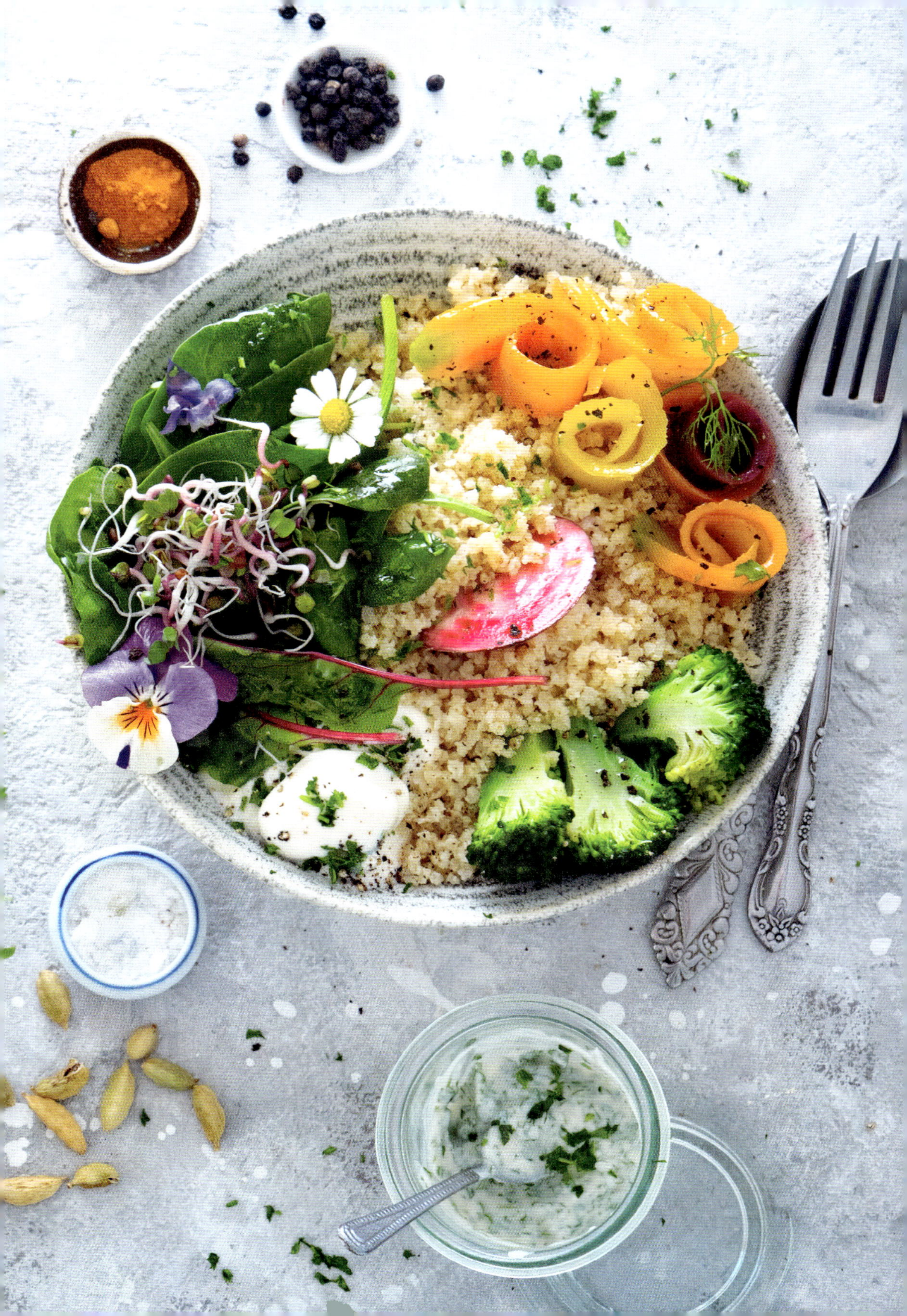

Die Krönung: Pestos und Chutney

Damit die Bowl schön saftig wird, hier ein paar Vorschläge für leckere Saucen. Die ersten drei Pestos werden alle gleich zubereitet, nur die Zutaten variieren: Jeweils die Nüsse in einer Pfanne ohne Fett anrösten, die Kräuter von den Stängeln zupfen. Anschließend alle Zutaten in einem hohen Gefäß mit dem Pürierstab zu einer sämigen Masse verarbeiten.

Basilikum-Zitronenmelisse-Pesto

- 100 g geschälte, gehackte Mandeln
- 20 Basilikumblätter
- 20 Zitronenmelisseblätter
- 150 ml Olivenöl
- Je ½ TL Salz und Pfeffer
- 2 TL Honig
- Saft einer halben Limette

Bärlauch-Minz-Pesto

- 100 g Pistazienkerne
- 20 Bärlauchblätter
- 20 Minzeblätter
- 150 ml Olivenöl
- Je ½ TL Salz und Pfeffer
- 1 TL zerstoßene rosa Pfefferbeeren
- 2 TL Ahornsirup

Sauerampfer-Estragon Pesto

- 100 g gehackte Haselnüsse
- 20 Sauerampferblätter
- Blätter von 2 Zweigen Estragon
- 130 ml Olivenöl
- Je ½ TL Salz und Pfeffer
- 1 EL Agavendicksaft

Erbsen-Kresse-Pesto

- 300 g frische grüne, aus den Hülsen gelöste Erbsen (oder TK-Erbsen)
- 50 g Pinienkerne
- 1 rote Zwiebel
- 80 ml Olivenöl
- 1 Schale Gartenkresse
- 100 g Feta-Ziegenkäse
- ¼ TL Muskat
- ½ TL Pfeffer

Die frischen Erbsen waschen, etwa 8 Minuten in kochendem Salzwasser blanchieren, abgießen und mit kaltem Wasser abschrecken, damit sie ihre Farbe behalten. (Tiefgefrorene Erbsen nach Packungsangabe garen.)
Die Pinienkerne in einer Pfanne ohne Fett anrösten.
Die Zwiebel schälen und fein würfeln. Etwas Öl in einer Pfanne erhitzen, die Zwiebelwürfel darin glasig dünsten und die Erbsen anschließend für drei Minuten zugeben.
Die Kresse abschneiden. Alle Zutaten in ein hohes Gefäß geben und mit dem Pürierstab zu einer sämigen Masse verarbeiten.

Rhabarber-Chutney

- 2 Stangen Rhabarber
- 1 EL Ghee oder
- 4 EL Rohrzucker
- Saft einer Orange
- 1 EL gehackter Ingwer
- 100 ml Wasser
- 1 Prise Salz
- Blätter von 2 Zweigen Koriander

Den Rhabarber abziehen und in dünne Streifen schneiden.
Das Ghee oder Öl in einer Pfanne erhitzen, Ingwer, Rhabarber, Zucker zugeben und leicht karamellisieren lassen.
Orangensaft und Wasser zugeben, alles kurz aufkochen. Die Hitze reduzieren und 10 Minuten einköcheln lassen, bis die Flüssigkeit verdampft ist.
Zum Schluss mit dem Salz abschmecken, Koriander fein hacken und untermischen.

Rezepte für glückliche Gelenke

Jeden Tag Bowl ist auch keine Lösung – deswegen im Folgenden noch eine ganze Reihe gelenkfreundlicher Rezepte für jede Tageszeit. Die Mengenangaben verstehen sich wieder – je nach Appetit – für zwei große oder vier kleinere Portionen.

Hirsecrêpes mit Früchtekompott

Zubereitungszeit: 15 Minuten | vegan, glutenfrei, zuckerfrei

Crêpeteig:

> 200 g Hirsemehl
> ¼ TL Natron
> 1 Spritzer Zitrone
> ca. 180 ml Pflanzenmilch (Hafermilch, Mandelmilch etc.)
> 1 EL Agavendicksaft oder Ahornsirup

Füllung:

> 2 EL Öl
> 1 TL Zimt
> ½ TL Kardamom
> 1 kleine Handvoll gehackte Cashew-Nüsse
> 1 kleines Stück Ingwer
> 1 klein geschnittener Apfel
> 1 klein geschnittene Birne
> 3 getrocknete Datteln, klein gehackt

Hirsemehl mit einer Prise Salz in einer Schüssel vermischen. Natron und einen Spritzer Zitrone dazugeben. Milch dazu gießen und alles gut verrühren. Zum Schluss Agavendicksaft oder Ahornsirup unterrühren.

In einer Pfanne ca. 1 EL Öl erhitzen, die Gewürze dazugeben und leicht anrösten. Nüsse und Ingwer in die Pfanne geben, kurz anrösten. Apfel- und Birnenstücke sowie Datteln dazugeben. Bei geringer Hitze ca. 5 Minuten dünsten.

Währenddessen eine Pfanne mit etwas Öl einreiben und erwärmen. Mit einer Schöpfkelle den Teig in die Pfanne geben und Crêpes ausbacken.

Die fertigen Crêpes mit dem gedünsteten Obst füllen und einrollen.

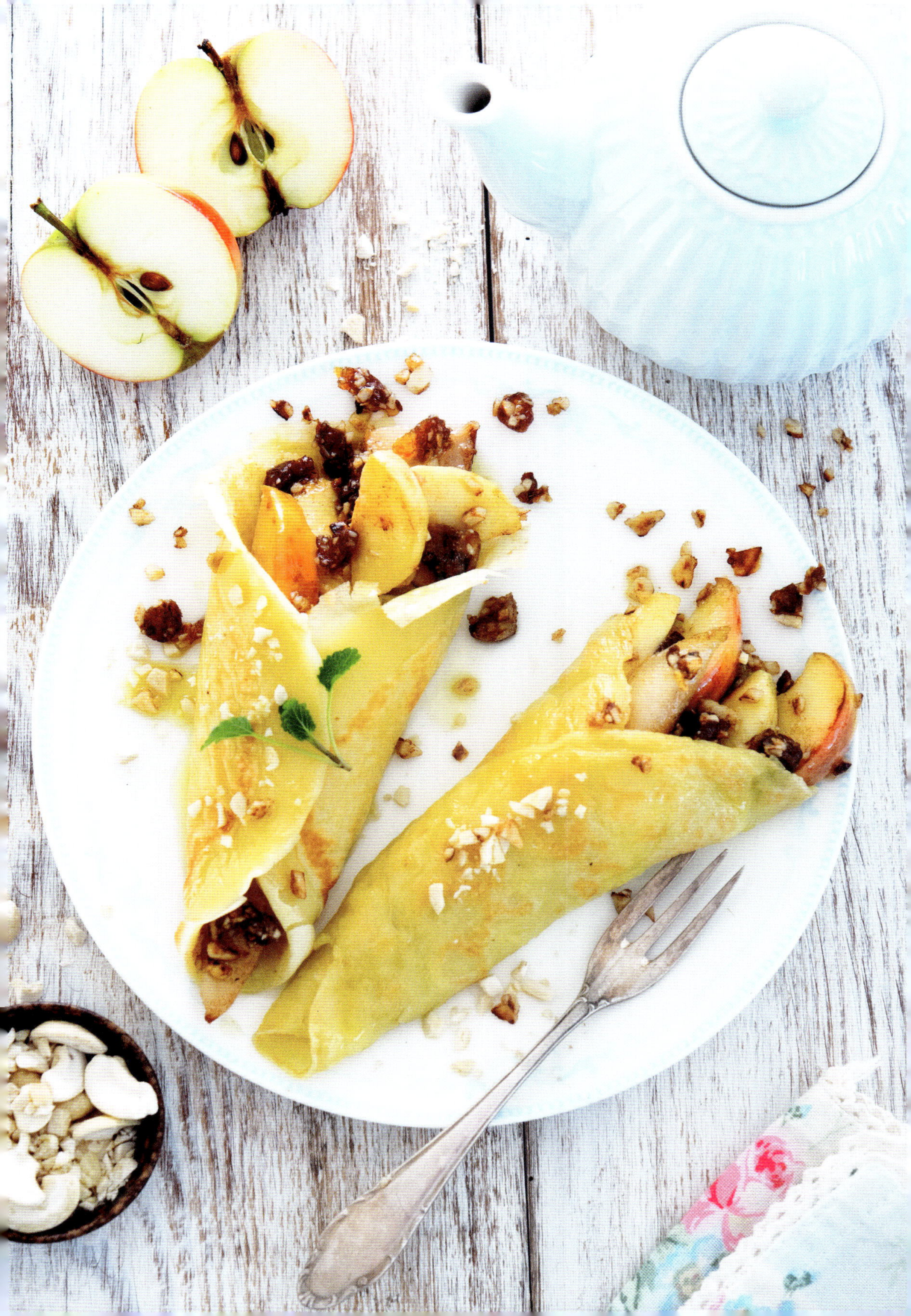

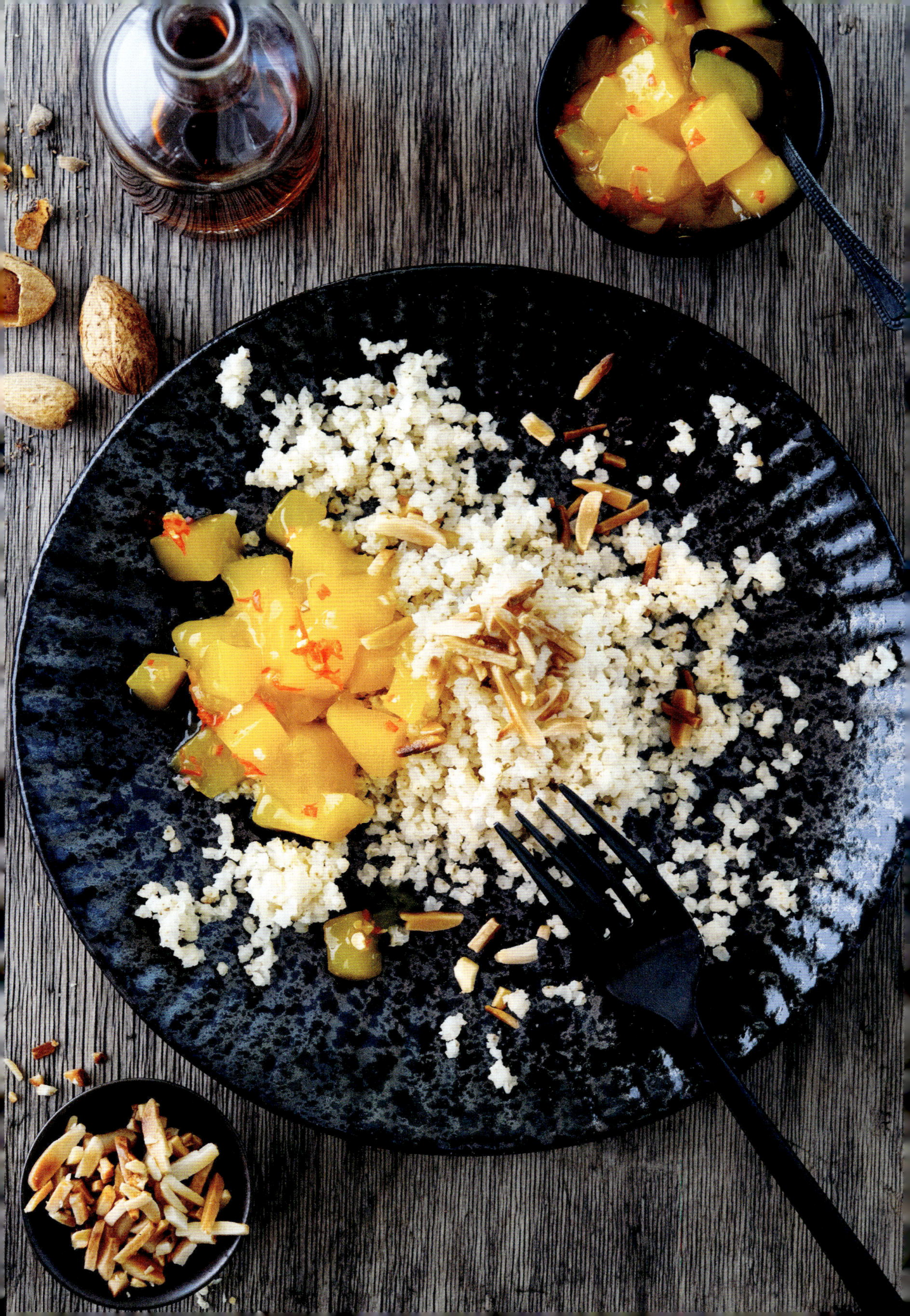

Kokos-Hirse mit Mango-Chutney und gerösteten Mandeln

Zubereitungszeit: 30 Minuten | vegan, glutenfrei, zuckerfrei

> 150 g Hirse
> 300 ml Kokosmilch
> 1 Prise Salz
> 1 EL Öl
> 1 kleines Stück fein gehackter Ingwer
> 1 fein gehackte Chilischote
> 1 EL Agavendicksaft oder Ahornsirup
> 2 klein geschnittene Mangos
> 50 g geröstete, grob gehackte Mandeln

Hirse mit heißem Wasser waschen, anschließend mit der Kokosmilch und der Prise Salz in einen Topf geben und aufkochen. Ca. 5 Minuten leicht köcheln, danach den Herd auf kleinste Stufe stellen und die Hirse ca. 20 Minuten quellen lassen.

In einem Topf das Öl erhitzen. Ingwer und die Chilischote ca. 3 Minuten leicht andünsten, den Agavendicksaft bzw. Ahornsirup dazu gießen und karamellisieren lassen. Mangostückchen dazugeben und für ca. 10 Minuten sanft köcheln lassen.

Die fertige Hirse auf Schüsseln verteilen, das Mango-Chutney darauf geben und mit den gerösteten Mandeln bestreuen.

Herzhaftes Dinkelgrieß-Frühstück mit heilenden Gewürzen

Zubereitungszeit: 15–20 Minuten | vegan, zuckerfrei

> 160 g Dinkelgrieß
> 1 EL Öl
> 1 TL Senfkörner
> 1 EL Currypulver
> 1 klein geschnittene Karotte
> 1 klein geschnittene Zucchini
> 1 klein geschnittene rote Zwiebel
> 100 g Erbsen
> 1 TL frischer, gehackter Ingwer
> 1 kleine, fein gehackte Chilischote
> ca. 500 ml heißes Wasser
> 1 Prise Salz
> 1 EL Kokosflocken

Dinkelgrieß in einem Topf ohne Fett kurz rösten, bis er leicht anfängt zu duften.

In einem anderen Topf das Öl erwärmen. Die Senfsamen und das Currypulver dazugeben, leicht rösten. Anschließend das Gemüse, den gehackten Ingwer und Chili dazugeben und für ca. 3 Minuten andünsten. Den Grieß dazugeben und mit dem heißen Wasser auffüllen. Dabei gut rühren, damit keine Klumpen entstehen. Sobald ein Großteil der Flüssigkeit verdunstet ist, Salz und Kokosflocken hineingeben. Anschließend auf kleinster Stufe mit geschlossenem Deckel 5–10 Minuten quellen lassen.

Graupen mit süßem Gemüse

Zubereitungszeit: 15–20 Minuten | vegetarisch, zuckerfrei

> 100 g Graupen
> 2 Sternanis
> 500 ml leicht gesalzenes Wasser
> 1 EL gehackter Ingwer
> 1 EL Ghee
> 1 grob geriebene Karotte
> 1 TL Zimt
> 1 grob geriebener Apfel
> ½ TL Kardamom
> 1 kleiner, grob geriebener Fenchel

Die Graupen im leicht gesalzenen Wasser bissfest kochen und abgießen.

Gewürze in einem Topf in Ghee erwärmen bis sie duften. Ingwer, Karotte, Apfel und Fenchel dazugeben und für ca. 5 Minuten dünsten.
Die Graupen auf Schüsseln verteilen und das süße Gemüse darauf geben.

Porridge mit gedünsteten Pflaumen

Zubereitungszeit: 15 Minuten | vegetarisch, zuckerfrei

> 150 g Haferflocken
> ½ TL Kardamom
> 500 ml Milch oder Wasser
> 1 Nelke
> 2 EL gehackte Walnüsse
> 1 kleines Stück gehackter Ingwer
> 1 EL Ghee
> 8 klein geschnittene Pflaumen
> 1 TL Zimt

Haferflocken in der Milch/im Wasser 5 Minuten kochen und anschließend 5 Minuten quellen lassen. Pflaumen in kleine Stücke schneiden.
Walnüsse in einer Pfanne ohne Fett ca. 5 Minuten anrösten. In einem Topf das Ghee erwärmen, die Gewürze dazugeben und anrösten, bis sie duften.
Ingwer und Pflaumen dazugeben und 5 Minuten dünsten.
Den Brei auf Schalen verteilen, die Pflaumen darüber geben und mit den Walnüssen bestreuen.

Süßer Kokosreis mit Aprikosen

Zubereitungszeit: 15 Minuten | vegetarisch, zuckerfrei

- 150 ml Kokosmilch
- 150 ml Wasser
- 150 g Reis
- 1 Prise Salz
- 1 EL Ahornsirup oder Agavendicksaft
- 1 kleines Stück gehackter Ingwer
- 8 klein gewürfelte Aprikosen
- 2 EL Kokosflocken
- 1 EL Ghee
- 1 TL Zimt

Kokosmilch und Wasser zusammen in einen Topf geben und den Reis darin mit dem Salz und dem Ahornsirup/Agavendicksaft kochen.

Ingwer, Aprikosen und Kokosflocken einzeln nacheinander in einer Pfanne ohne Fett leicht anrösten, bis sie ganz leicht angebräunt sind (Vorsicht, das geht sehr schnell). In einem Topf das Ghee erwärmen, Zimt hineingeben und leicht rösten, bis er duftet. Angeröstete Ingwer- und Aprikosenstücke dazugeben und alles ca. 5 Minuten andünsten.

Den Reis auf Schalen verteilen, Ingwer und Aprikosen darauf geben und mit den Kokosflocken bestreuen.

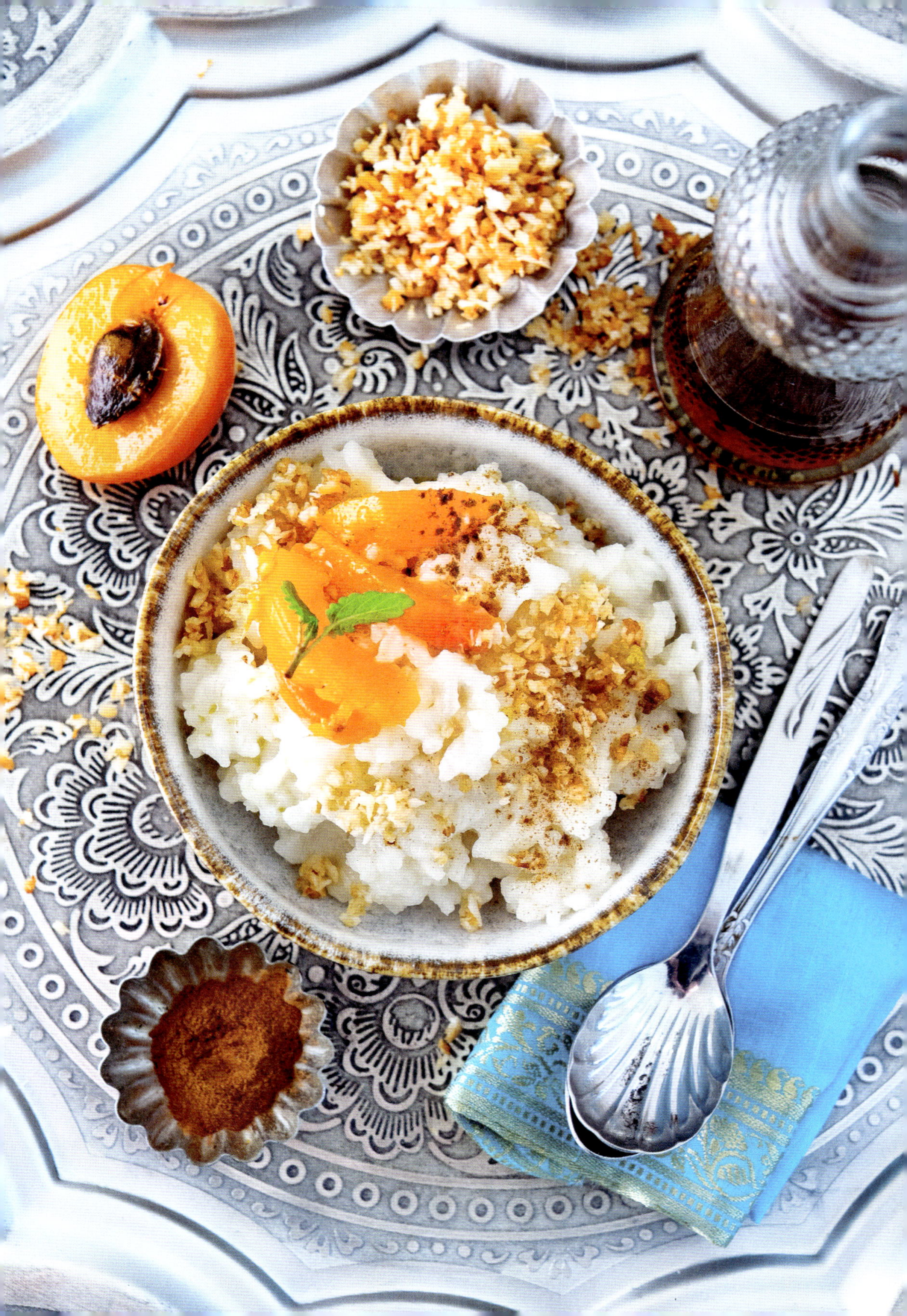

Bei Problemen mit den Gelenken gibt es im Prinzip nichts Besseres als entlastende Suppen und leichte, gut gewürzte Gemüsegerichte.

Gemüsefrittata

Zubereitungszeit: 20 Minuten | vegetarisch, glutenfrei, zuckerfrei

- 6 Eier
- Salz nach Geschmack
- Pfeffer nach Geschmack
- 1 TL Paprikapulver
- 1 EL Öl
- 3 gewürfelte Kartoffeln
- 1 Bund klein geschnittene Frühlingszwiebeln
- 1 klein geschnittene rote Paprika
- 6 klein geschnittene Champignons
- 100 g Schafs- oder Ziegenkäse

Die Eier in einer Schüssel verquirlen und mit Salz, Pfeffer und Paprikapulver würzen. In einer Pfanne das Öl erhitzen und die Kartoffelwürfel scharf anbraten, bis sie weich sind. Frühlingszwiebeln, Paprika und Champignons dazugeben. Weitere 5 Minuten rösten. Die verquirlten Eier dazugeben. Den Käse hineinbröckeln. Auf kleiner Stufe mit geschlossenem Deckel ca. 5–10 Minuten garen, bis das Ei gestockt ist.

Graupen-Karotten-Salat mit Mandeln und Basilikum

Zubereitungszeit: 20 Minuten | vegan, zuckerfrei

- 150 g Perlgraupen
- 600 ml Gemüsebrühe
- 6 EL Olivenöl
- 1 fein gehackte grüne Chilischote
- 1 EL Currypulver
- 100 g Mandelstifte
- 4 Karotten, in Scheiben geschnitten
- Saft einer Zitrone
- 15 Basilikumblätter
- Salz und Pfeffer zum Abschmecken

Graupen nach Anleitung ca. 10 bis 12 Minuten in der Brühe bissfest kochen und abgießen. Das Öl in einer Pfanne erhitzen, Chili, Currypulver und Mandeln kurz anrösten, die Karotten dazugeben und ca. 5 Minuten auf mittlerer Hitze noch bissfest anbraten. Graupen und Zitronensaft in die Pfanne geben und alles gut miteinander mischen. Zum Schluss Basilikum untermischen und mit Salz und Pfeffer abschmecken.

Reis-Vermicellinudeln auf Tomatengemüse und Spinatsalat

Zubereitungszeit: 25 Minuten | vegetarisch, glutenfrei, zuckerfrei

- > 150 g Reis-Vermicellinudeln
- > 2 EL Öl
- > 500 g gewürfelte Süßkartoffeln
- > 1 TL Currypulver
- > 1 gewürfelte rote Paprika
- > 8 klein geschnittene Champignons
- > 200 ml passierte Tomaten
- > 100 g Kichererbsen aus dem Glas
- > 150 g grob gehackter Babyspinat
- > 50 g Cashewkerne

Dressing:
150 ml Öl
½ TL Salz
Saft einer Orange
2 TL Tahin
1 EL Honig

Die Nudeln laut Packungsangabe in leicht gesalzenem Wasser kochen. In einer Pfanne 1 EL Öl erhitzen, das Currypulver dazugeben und rösten, bis es leicht zu duften anfängt. Anschließend die Süßkartoffelwürfel darin knusprig anbraten, bis sie weich sind. In einer anderen Pfanne ebenfalls 1 EL Öl erhitzen und Champignons und Paprika kräftig anbraten. Die passierten Tomaten angießen und kurz aufkochen lassen. Den Saft der Kichererbsen abschütten und sie zu dem Gemüse in die Pfanne geben.

Für das Dressing 150 ml Öl in ein hohes Gefäß füllen. Die restlichen Zutaten für das Dressing dazugeben und mit einem Pürierstab pürieren, sodass ein sämiges Dressing entsteht.
Den Spinat mit dem Dressing vermischen.

Die fertigen Nudeln auf Tellern anrichten, das Tomatengemüse darüber geben. Den Spinatsalat auf dem Gemüse verteilen und mit den knusprig gerösteten Süßkartoffelwürfeln bestreuen. Zum Schluss die Cashewnüsse darüber streuen.

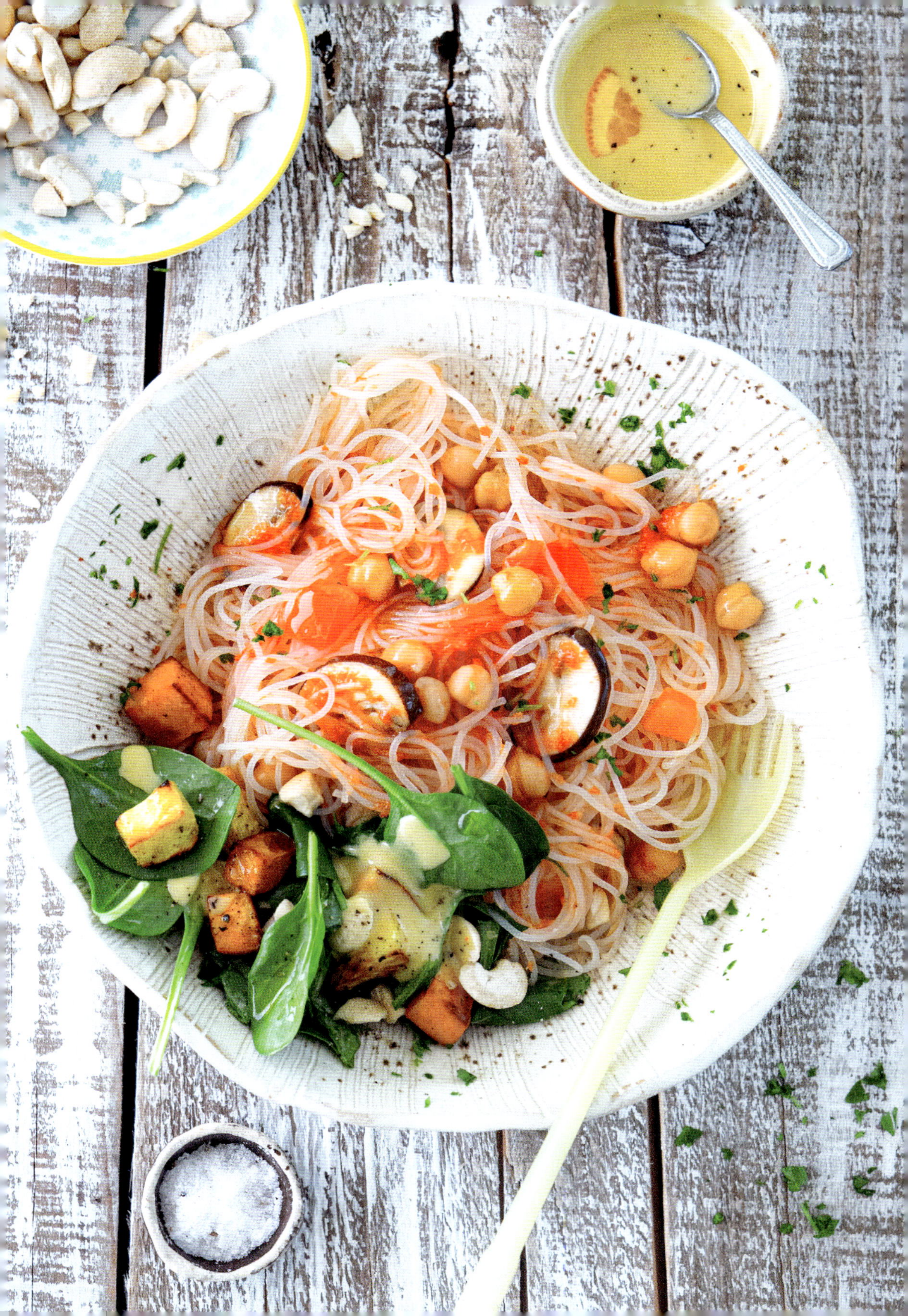

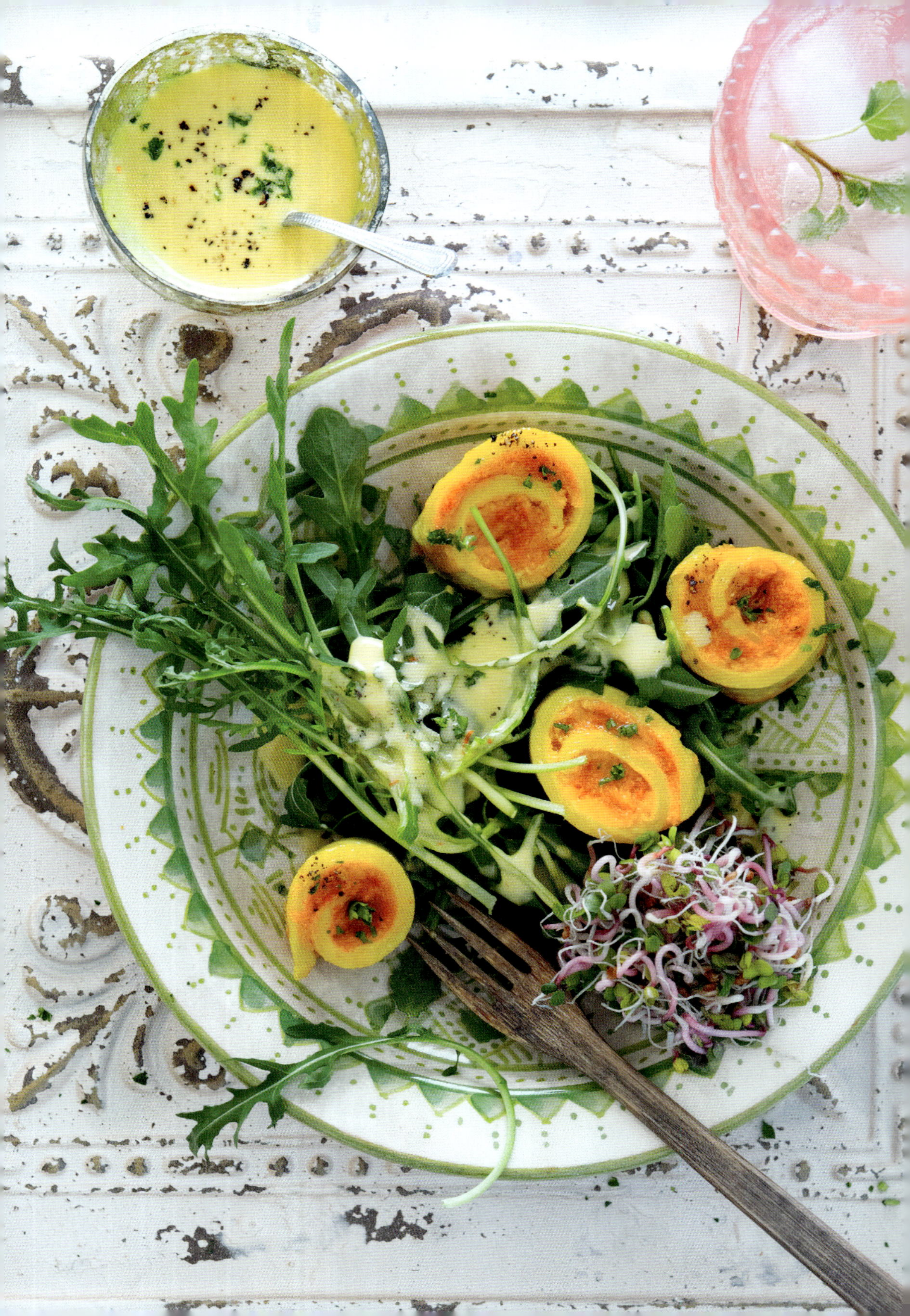

Herzhafte Hirsecrêpes mit Hummus und Rucola Salat

Zubereitungszeit: 20 Minuten | vegetarisch, glutenfrei, zuckerfrei

Teig:
> 200 g Hirsemehl
> 1 TL Currypulver
> ¼ TL Natron
> Saft einer Zitrone
> ca. 180 ml Milch oder Wasser (Hafermilch, Mandelmilch o. Ä.)

Hummus:
> 200 g Kichererbsen aus dem Glas (Abtropfgewicht)
> 2 EL Öl
> 1 TL Kreuzkümmelsamen
> 1 TL Paprikapulver
> 1 klein gewürfelte rote Zwiebel
> 1 EL Tahin
> 1 Prise Salz

Außerdem:
> 150 g Rucola, gewaschen und grob gehackt

Dressing:
> 150 ml Öl
> ½ TL Salz
> Saft einer Orange
> 2 TL Tahin

Für den Crêpeteig das Mehl in eine Schüssel geben und mit dem Currypulver vermischen. Das Natron mit einem Spritzer Zitronensaft dazugeben. Milch bzw. Wasser dazu gießen und alles zu einem Teig verrühren.
Für den Hummus die Kichererbsen abschütten und die Flüssigkeit auffangen. In einer Pfanne 1 EL Öl erhitzen, den Kreuzkümmel und das Paprikapulver leicht anrösten, bis es duftet. Die Zwiebel dazugeben und ca. 5 Minuten anbraten. Die Kichererbsen in ein hohes Gefäß füllen. Die Zwiebel dazugeben sowie den restlichen Zitronensaft, das Tahin und ca. ⅓ der Flüssigkeit von den Kichererbsen. Mit einer Prise Salz würzen und alles pürieren.
Die Zutaten für das Dressing in ein hohes Gefäß geben und mit einem Pürierstab zu einem sämigen Dressing verarbeiten.
Eine Pfanne mit etwas Öl einreiben und aus dem Teig Crêpes ausbacken, mit Hummus bestreichen und zusammenrollen. Den Rucola auf den Rollen verteilen und mit dem Dressing beträufeln.

Erbsen-Süßkartoffel-Creme-Suppe

Zubereitungszeit: 25 Minuten | vegan, glutenfrei, zuckerfrei

- 6 EL Olivenöl
- 2 TL gehackter Ingwer
- 2 TL mildes Curry
- ¼ TL Cayennepfeffer
- 1 gewürfelte rote Zwiebel
- 500 g gewürfelte Süßkartoffeln
- 200 g Erbsen (TK)
- 1 Stange aufgeschlagenes Zitronengras
- 1 l Gemüsebrühe
- 400 ml Kokosmilch
- Saft einer halben Zitrone
- Salz und Pfeffer zum Abschmecken
- Kresse zum Dekorieren

Das Öl in einem Topf erhitzen, alle Gewürze und die Zwiebel dazugeben und ca. 30 Sekunden erhitzen. Süßkartoffeln, Erbsen, Zitronengras dazugeben und gut verrühren. Gemüsebrühe und Kokosmilch zugießen und abgedeckt 30 Minuten köcheln lassen. Zum Schluss den Zitronensaft einträufeln, die Suppe pürieren, mit Salz und Pfeffer abschmecken und mit Kresse dekorieren.

Süßkartoffel-Stampf mit gebratenem Wirsing und Kräuterseitlingen

Zubereitungszeit: 25 Minuten | vegetarisch, glutenfrei, zuckerfrei

- 6 EL Olivenöl
- 1 TL gehackter Ingwer
- ½ TL gemahlene Kurkuma
- 1 EL rosenscharfes Paprikapulver
- 1 kg Süßkartoffeln in Stücken
- 200 ml Kokosmilch
- Saft einer Zitrone
- Salz und Pfeffer zum Abschmecken
- 4 EL Ghee
- ½ kleiner Wirsingkopf, in Streifen geschnitten
- 1 EL Fenchelsamen
- 1 in Scheiben geschnittene rote Zwiebel
- 2 große Kräuterseitlinge in je 4 bis 5 Scheiben geschnitten
- 1 TL Chiliflocken

4 EL Öl in einem Topf erhitzen, Ingwer, Kurkuma, Paprikapulver dazugeben und kurz anschwitzen, Süßkartoffeln dazugeben und gut mischen, Kokosmilch dazu gießen und bei geschlossenem Deckel ca. 15 Minuten weich garen, gegebenenfalls etwas Wasser nachgießen. 3 EL Zitronensaft dazugeben, stampfen, mit Salz abschmecken.

Ghee in einer großen Pfanne erhitzen und darin die Wirsingstreifen kross anbraten. Kurz bevor sie anbräunen, Fenchelsamen und restlichen Zitronensaft untermischen, pfeffern und salzen. Das restliche Öl in einer Pfanne erhitzen, die Zwiebel und Seitlinge darin kräftig anbraten.

Stampf auf einen Teller geben, darauf Wirsing, Zwiebel und Seitlinge verteilen und mit Chiliflocken garnieren.

Kürbis-Stampf mit Brokkoli karamellisierten Zwiebeln

Zubereitungszeit: 25 Minuten | vegan, glutenfrei, zuckerfrei

> 6 EL Olivenöl
> 1 TL gehackter Ingwer
> ½ TL Kurkuma
> 1 EL rosenscharfes Paprikapulver
> 1 Hokkaido-Kürbis, in Stücke geschnitten
> 200 ml Kokosmilch
> 2 Köpfe Brokkoli
> 2 klein geschnittene rote Zwiebeln
> 3 EL Ahornsirup
> Saft einer Zitrone
> Salz und Pfeffer zum Abschmecken
> Kerne eines Granatapfels
> 12 gehackte Haselnüsse
> 1 TL Chiliflocken

Beim Brokkoli die Röschen abschneiden, den Strunk entweder aufheben für Gemüsebrühe oder schälen und in kleine Stücke schneiden. 3 EL Öl in einem Topf erhitzen und Ingwer, Kurkuma und Paprikapulver kurz anschwitzen, die Kürbisstücke dazugeben und gut mischen. Die Kokosmilch dazu gießen und bei geschlossenem Deckel ca. 15 Minuten garen lassen, bis die Kürbisstücke weich sind; gegebenenfalls etwas Wasser nachgießen, damit sie nicht anhängen. Brokkoli in einen Dampfgareinsatz oder ein Sieb in einem großen Topf mit etwas Wasser geben und 5 bis 6 Minuten bissfest garen.

Das restliche Öl in einer Pfanne erhitzen, die Zwiebeln darin kräftig anbraten, zum Schluss Ahornsirup dazu gießen und gut vermischen.

Die Kürbisstücke mit einem Kartoffelstampfer stampfen oder mit einem Pürierstab pürieren, Zitronensaft untermischen, mit Salz und Pfeffer abschmecken. Stampf auf einen Teller geben, darauf etwas Brokkoli und Zwiebeln verteilen, mit Haselnüssen, Granatapfelkernen und Chiliflocken garnieren.

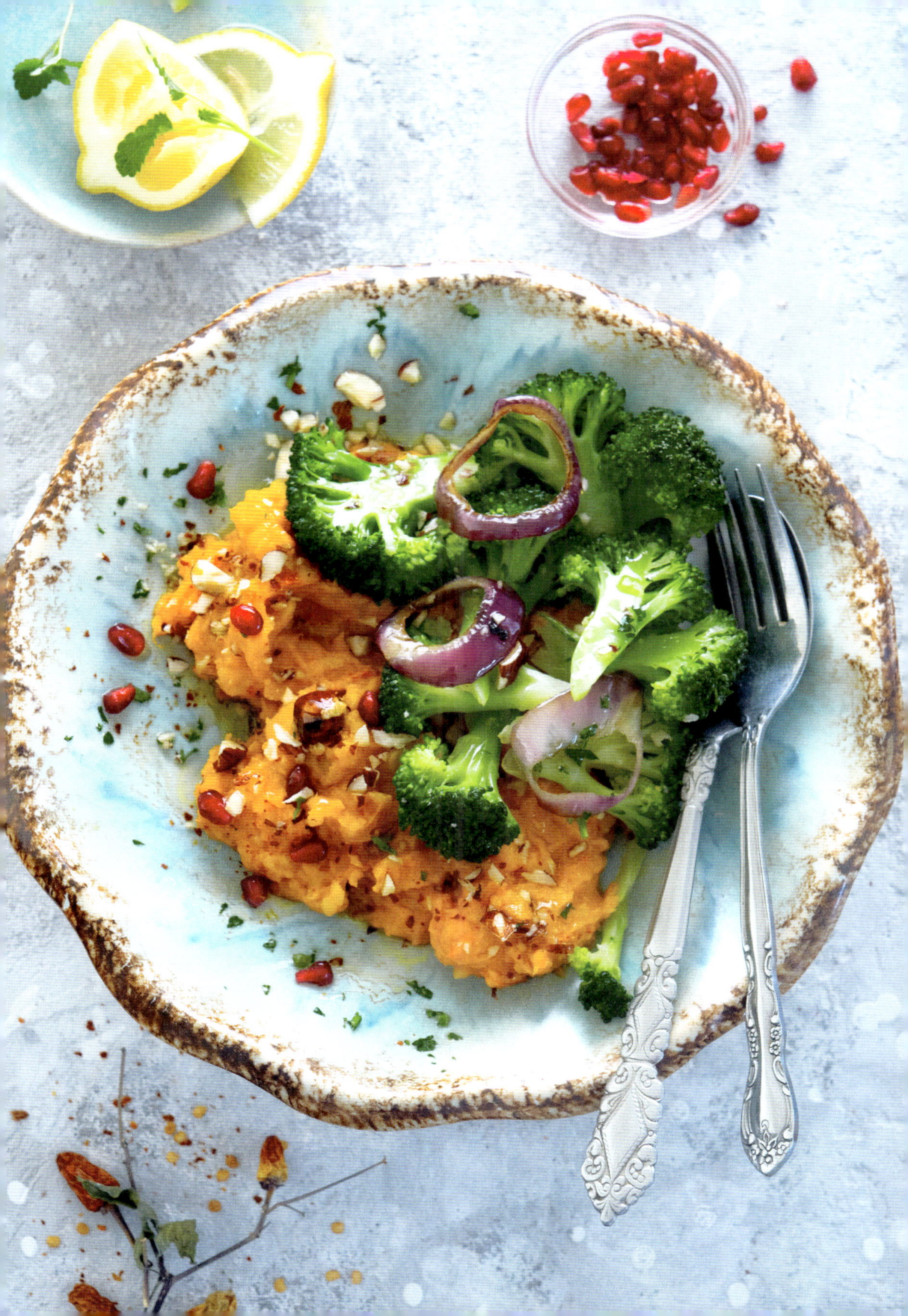

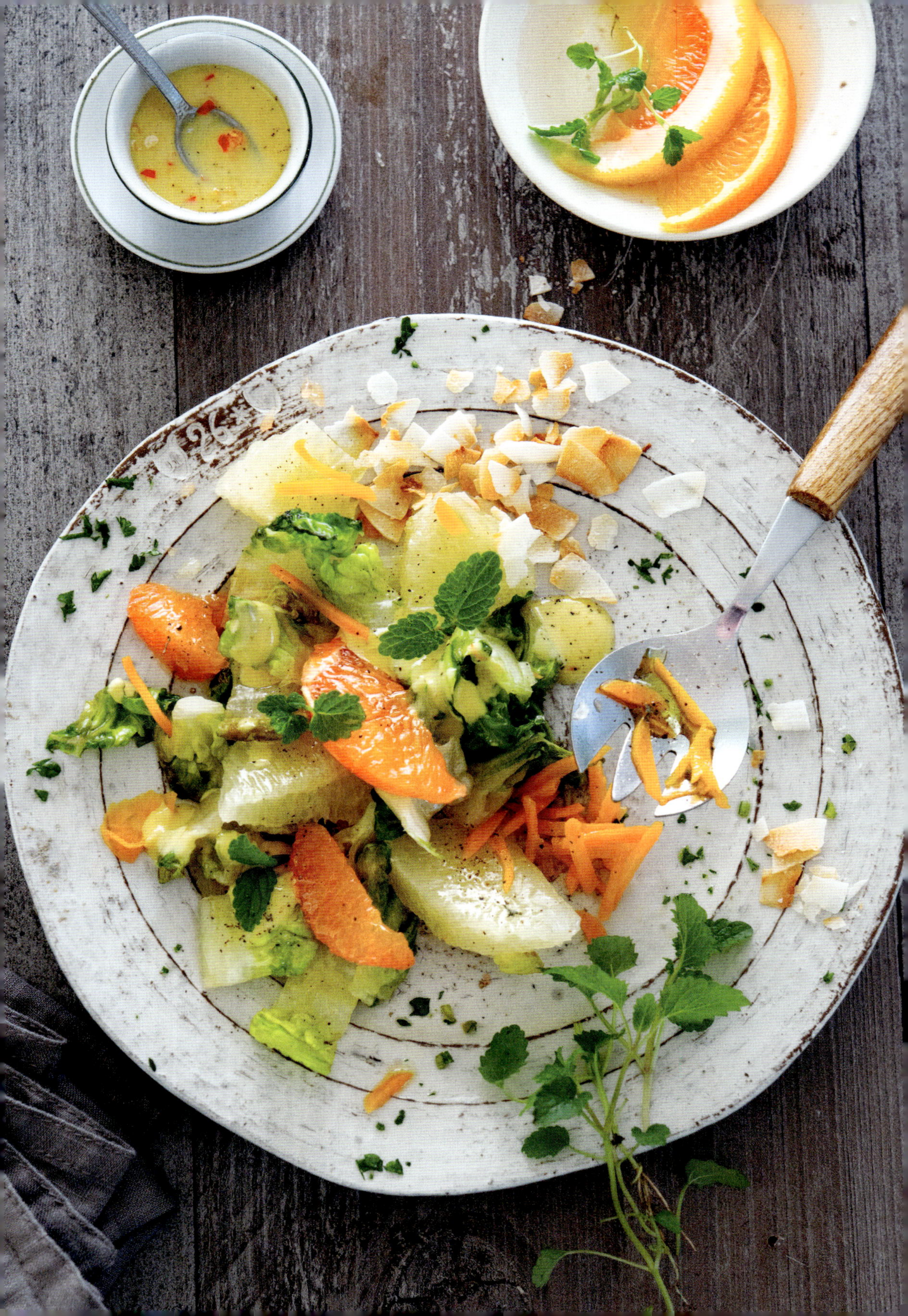

Salat mit Pomelo, Karotten, Kokoschips und Orangen-Sesam-Dressing

Zubereitungszeit: 15 Minuten | vegetarisch, glutenfrei, zuckerfrei

> 4 Romana-Salatherzen, in breite Streifen geschnitten
> 30 g angeröstete Kokoschips
> 1 EL Kokosfett
> 2 TL gehackter Ingwer
> 2 grob geraspelte Karotten
> Salz und Pfeffer zum Abschmecken
> 1 geschälte Pomelo in Stücken
> 15 Minzblättchen

Dressing:
> 2 TL Tahin
> 150 ml Olivenöl
> 1 EL Honig
> Saft einer Orange
> 1 rote entkernte Chilischote, grob gehackt
> ½ TL Salz

Kokosfett in einer Pfanne erhitzen, Ingwer glasig andünsten, die Karotten dazugeben und 3 Minuten anschwitzen, dann die Salatstreifen dazugeben, mischen, salzen und pfeffern.

Für das Dressing Tahin, Öl, Honig, Orangensaft, gehackte Chili und Salz in ein hohes Gefäß geben und sämig pürieren.

Den warmen Salat auf Teller geben, die Pomelostücke und die Kokosflocken verteilen und das Dressing darüber gießen, Minzblättchen darüber streuen.

Petersilienwurzel-Basilikum-Creme-Suppe

Eine sehr erdende Suppe mit pfeffrigem Basilikumaroma

Zubereitungszeit: 20 Minuten | vegetarisch, glutenfrei, zuckerfrei

- 1 EL Ghee
- 2 TL Currypulver
- 1 in Würfel geschnittene rote Zwiebel
- 500 g geschälte Petersilienwurzel in Stücken
- 2 TL frischer gehackter Ingwer
- 600 ml Gemüsebrühe
- 400 ml Kokosmilch
- Saft einer halben Zitrone
- 15 Blättchen frisches Basilikum
- Salz und Pfeffer zum Abschmecken

Ghee in einem Topf erhitzen, Currypulver, Zwiebel, Petersilienwurzel und Ingwer dazugeben und unter Rühren 3 Minuten andünsten. Gemüsebrühe und Kokosmilch dazu gießen und 20 Minuten köcheln lassen, kurz vor Schluss den Zitronensaft und die Basilikumblättchen dazugeben und alles cremig pürieren. Mit Salz und Pfeffer abschmecken.

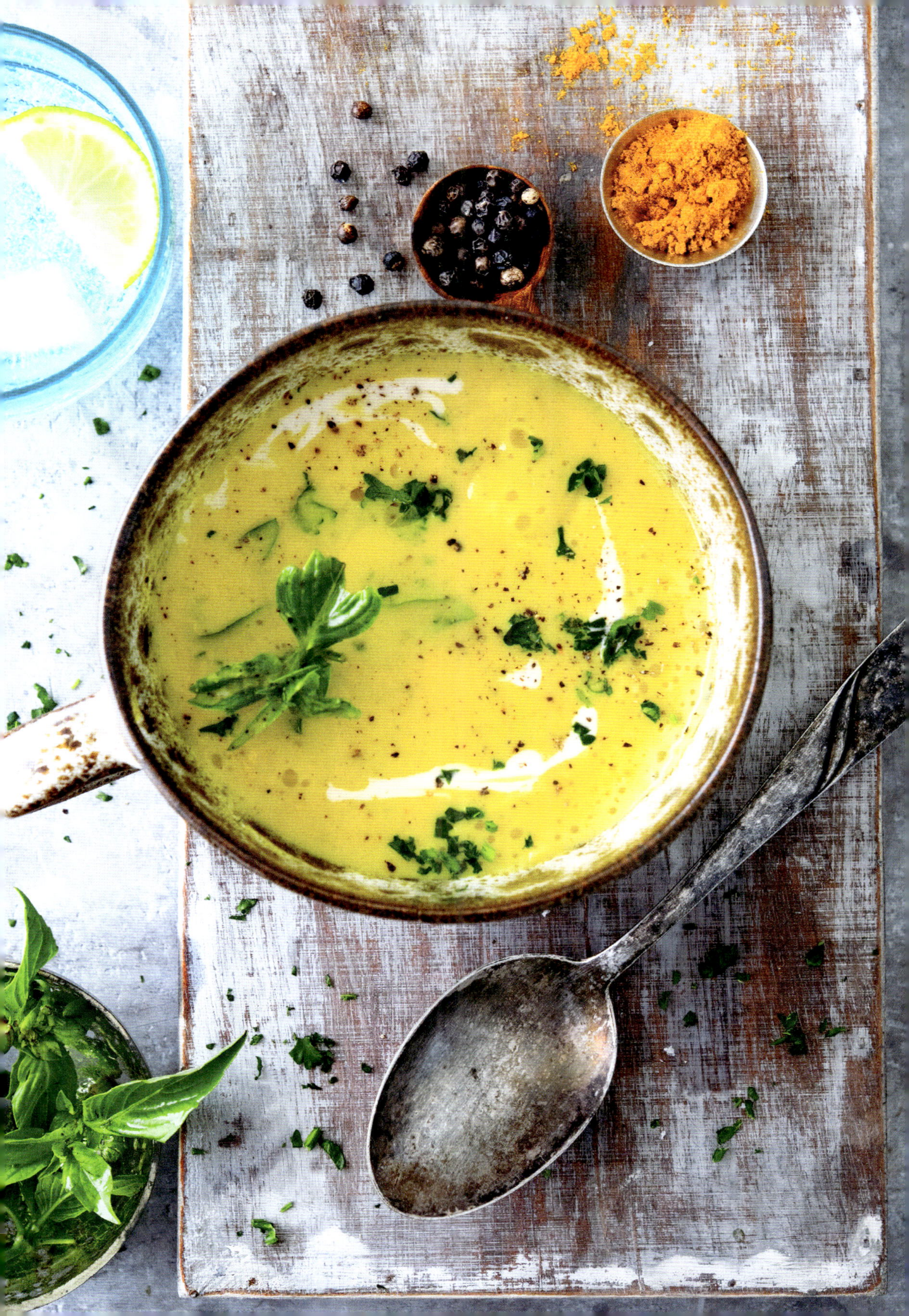

Sellerie-Zitronenmelisse-Kokos-Suppe

Zubereitungszeit: 20 Minuten | vegan, glutenfrei, zuckerfrei

> 1 EL Ghee
> 1 TL scharfes Currypulver
> 1 TL gemahlener Kurkuma
> 1 TL gemahlener Koriander
> 2 TL frischer gehackter Ingwer
> 1 klein geschnittene rote Zwiebel
> 500 g geschälter Knollensellerie in Stücken
> 600 ml Gemüsebrühe
> 400 ml Kokosmilch
> Saft einer Limette
> 15 Blättchen frische Zitronenmelisse
> Salz und Pfeffer zum Abschmecken

Ghee in einem Topf erhitzen, Currypulver, Kurkuma, Koriander, Ingwer, rote Zwiebel, Sellerie dazugeben und 3 Minuten andünsten. Gemüsebrühe und Kokosmilch dazu gießen und 20 Minuten köcheln lassen. Kurz vor Schluss Limettensaft und Zitronenmelisse dazugeben, cremig pürieren, mit Salz und Pfeffer abschmecken.

Grüne-Bohnen-Graupen-Risotto

Zubereitungszeit: 25 Minuten | vegetarisch, glutenfrei, zuckerfrei

> 2 EL Ghee in fester Form
> 1 gewürfelte rote Zwiebel
> 1 EL scharfes Currypulver
> 1 fein gehackte Chilischote
> 250 g Perlgraupen
> 200 g geputzte und halbierte Buschbohnen
> 800 ml heiße Gemüsebrühe
> 200 ml trockener Weißwein
> 50 g geriebener Parmesan
> Salz und Pfeffer zum Abschmecken

Ghee in einem Topf erhitzen, Zwiebel, Curry, Chili, Graupen, Bohnen dazugeben und 3 Minuten glasig dünsten. Nach und nach unter Rühren Brühe und Weißwein zugießen, bis eine cremige Masse entsteht. Zum Schluss Parmesan unterrühren, mit Salz und Pfeffer abschmecken.

Süßkartoffelpuffer mit Apfel-Chutney

Zubereitungszeit: 20 Minuten | vegetarisch, glutenfrei, zuckerfrei

Für 15 bis 18 Puffer:

- 500 g geschälte und grob geraspelte Süßkartoffeln
- 40 g gehackte Mandeln
- 300 g Kichererbsenmehl
- 250 ml Gemüsebrühe
- ½ TL Natron
- 1 TL gemahlener Koriander
- 1 TL gemahlener Kreuzkümmel
- 1 EL scharfes Currypulver
- 1 TL Salz
- Ghee oder Olivenöl zum Ausbacken

Die Zutaten in einer Schüssel zu einem cremigen Teig verrühren und 5 Minuten quellen lassen. Großzügig Öl in eine Pfanne gießen, mit einem Esslöffel etwas von der Masse in die Pfanne geben und von jeder Seite goldbraun backen.

Apfel-Chutney:

- 2 EL Ghee
- 1 EL frisch gehackter Ingwer
- 1 fein gehackte rote Chilischote
- 500 g Äpfel
- Saft von zwei Zitronen
- Salz zum Abschmecken

Ghee in einer Pfanne erhitzen, Ingwer und Chili dazugeben und 3 Minuten anschwitzen. Äpfel mit einer Küchenreibe in die Pfanne raspeln, Zitronensaft dazugeben und 10 Minuten einköcheln lassen. Mit Salz abschmecken.

Karotten mit Kräuterquark

Zubereitungszeit: 20 Minuten | glutenfrei, zuckerfrei

> 500 g in Scheiben geschnittene Karotten
> 300 ml Wasser zum Garen
> 500 g Naturquark
> 4 EL Leinöl
> 1 großer Bund fein gehackter Kräuter, z. B. Petersilie, Estragon, Schnittlauch
> 1 TL Salz
> 1 TL grob gemahlener Pfeffer
> abgeriebene Schale einer Zitrone

Die Karotten in einen Topf mit Siebeinsatz geben und im Wasserdampf ca. 12 Minuten garen. Die restlichen Zutaten in einer Schüssel vermischen und als Dip zu den Karotten genießen.

Gelenke-Superfood Hirse-Eintopf

Zubereitungszeit: 25 Minuten | vegetarisch, glutenfrei, zuckerfrei

> 2 EL Ghee
> 1 EL Fenchelsamen
> 1 EL Kreuzkümmel
> 1 EL gemahlener Koriander
> 1 EL Currypulver
> 200 g Erbsen (TK)
> 4 in Stücke geschnittene Petersilienwurzeln
> 1 in Stücke geschnittene Fenchelknolle
> 2 in Scheiben geschnittene Karotten
> 1,2 l Gemüsebrühe
> 100 g Hirse
> 1 Bund frische gehackte Petersilie
> Saft einer Zitrone
> Salz und Pfeffer zum Abschmecken

Ghee bei mittlerer Hitze in einem großen Topf erhitzen und die Gewürze eine halbe Minute unter Rühren anrösten. Das Gemüse in den Topf geben und 3–4 Minuten anbraten, Gemüsebrühe und Hirse dazugeben und bei leicht geöffnetem Deckel gut 25 Minuten köcheln lassen. Zwischendurch umrühren. Fünf Minuten vor Ende der Kochzeit die Erbsen dazugeben. Kurz vor dem Servieren Petersilie und Zitronensaft dazugeben und mit Salz und Pfeffer abschmecken.

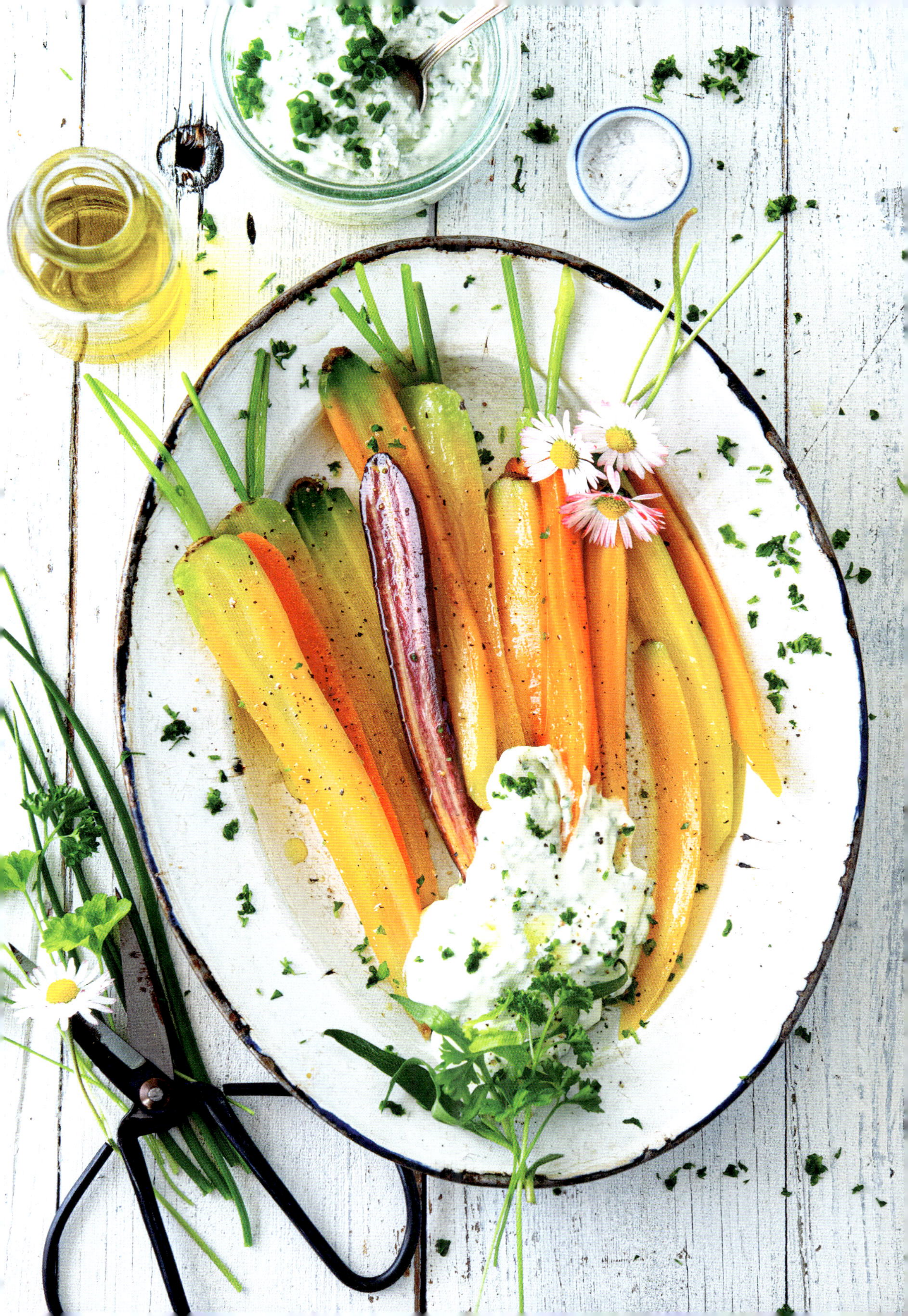

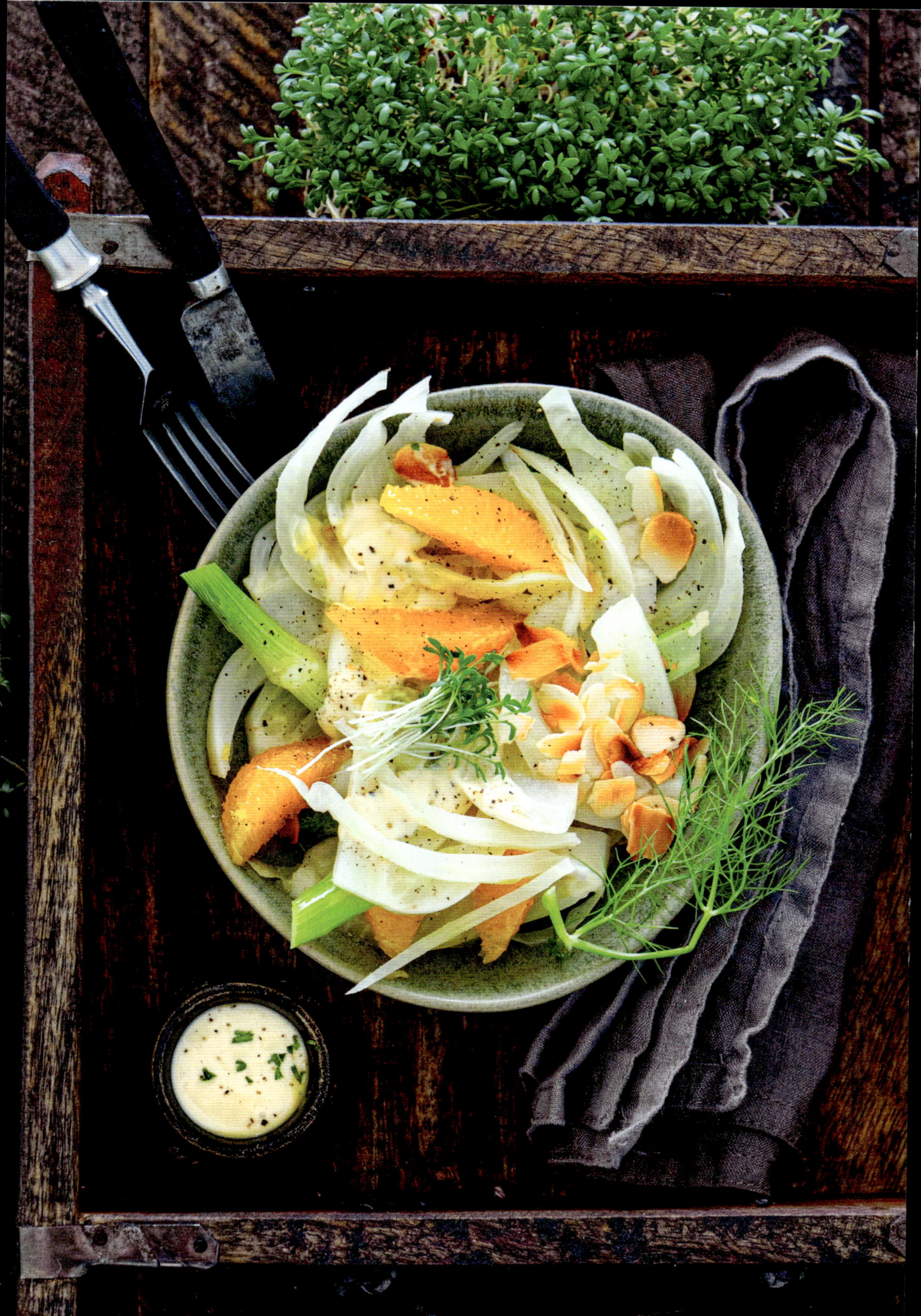

Fenchel mit Orangenfilets, Mandeln, Kresse und Tahin-Zitronen-Dressing

Der Superstar unter den Power-Gemüsen, sanft gegart.

Zubereitungszeit: 15 Minuten | vegan, glutenfrei, zuckerfrei

> 3 filetierte Orangen
> 4 in Streifen geschnittene Fenchelknollen
> 300 ml Wasser
> 50 g gehobelte Mandeln
> ⅓ TL Salz
> Saft von einer Orange
> 1 Prise Salz
> 2 Schalen Kresse
> Dressing:100 ml Olivenöl
> 1 EL Tahin
> 1 EL Honig

Orangen und Fenchel in einen Topf mit Siebeinsatz geben und im Wasserdampf ca.10 Minuten garen. Mandeln in einer Pfanne ohne Fett anrösten. Für das Dressing Olivenöl, Tahin und Honig in ein hohes Gefäß geben und mit dem Pürierstab zu einer sämigen Masse pürieren.

Den Fenchel mit den Orangen, Salz und Mandeln mischen, in Schalen verteilen, die Kresse darauf geben und mit dem Dressing beträufeln.

Rote-Bete-Fenchel-Creme-Suppe

Zubereitungszeit: 20 Minuten | vegan, glutenfrei, zuckerfrei

- 2 EL Olivenöl
- ¼ TL Cayennepfeffer
- 2 TL edelsüßes Paprikapulver
- 2 gewürfelte mehligkochende Kartoffeln (ca. 250 g)
- 1 Fenchelknolle
- 1 gewürfelte rote Zwiebel
- 500 g gewürfelte Rote Beten
- 1 l Gemüsebrühe
- 2 Nelken
- 4 Lorbeerblätter
- 50 ml Sojamilch

Das Öl in einem Topf erhitzen, Cayennepfeffer und Paprikapulver dazugeben und ca. 15 Sekunden erhitzen. Kartoffeln, Fenchel, Zwiebel und Rote Beten dazugeben und gut verrühren. Die Gemüsebrühe zugießen, Nelken und Lorbeerblätter dazugeben und abgedeckt 30 Minuten köcheln lassen. Nelken und Lorbeerblätter entfernen, die Suppe pürieren und die Sojamilch unterrühren.

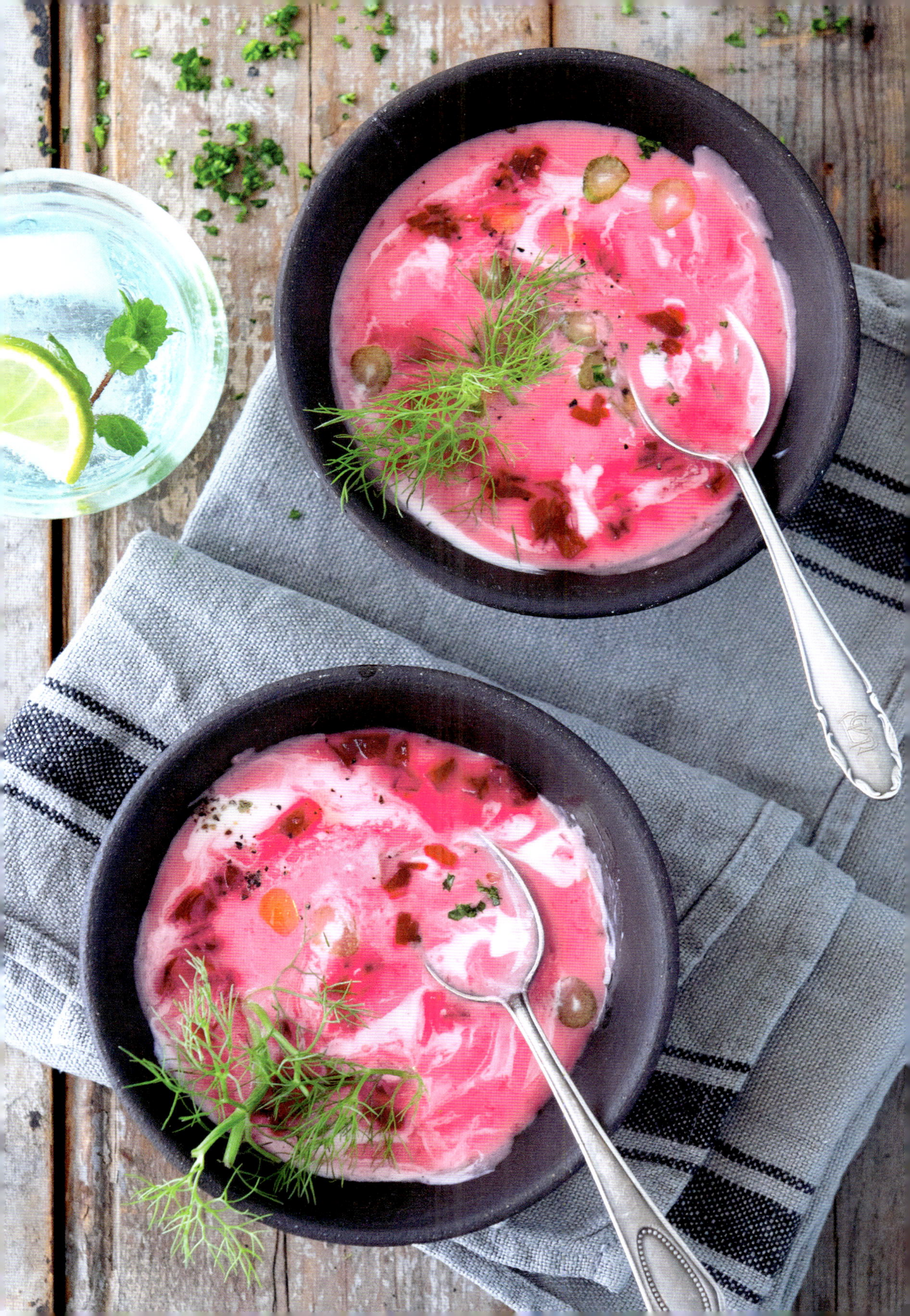

Klare Brokkoli-Kohlrabi-Suppe

Zubereitungszeit: 25 Minuten | vegetarisch, glutenfrei, zuckerfrei

- > 2 EL Ghee
- > Röschen von 2 Brokkoli-Köpfen
- > 1 gewürfelte rote Zwiebel
- > 1 fein gehackte grüne Chilischote
- > 1 kleiner gewürfelter Kohlrabi
- > 1,5 l Gemüsebrühe
- > 50 g geröstete Mandelblättchen
- > Salz, Pfeffer und Muskat zum Abschmecken

Das Fett in einem Topf erhitzen Brokkoli, Zwiebel, Chili und Kohlrabi kräftig anbraten. Brühe dazu gießen und bei geschlossenem Deckel 20 Minuten köcheln lassen. Kurz vor Ende der Kochzeit die Mandeln zugeben und mit Salz, Pfeffer und Muskat abschmecken.

Sellerie-Apfel-Creme-Suppe

Zubereitungszeit: 20 Minuten | vegetarisch, glutenfrei, zuckerfrei

- > 2 EL Ghee
- > 1 Bund Lauchzwiebeln, in Ringe geschnitten
- > 1 EL gehackter frischer Ingwer
- > 500 g Knollensellerie, in ca. 3 cm große Würfel geschnitten
- > 1 grob gewürfelter Apfel
- > ½ TL Kurkumapulver
- > 1 EL süßes Currypulver
- > 1 TL scharfes Currypulver
- > 1 l Gemüsebrühe
- > 400 ml Kokosmilch
- > Saft einer Limette
- > etwas Minze zum Dekorieren
- > Salz und Pfeffer zum Abschmecken

Ghee in einem Topf erhitzen, Lauchzwiebeln, Ingwer, Sellerie, Apfel und Gewürze dazugeben und 3 Minuten andünsten. Gemüsebrühe und Kokosmilch dazu gießen und 25 Minuten abgedeckt köcheln lassen. Kurz vor Ende der Kochzeit Limettensaft dazugeben und die Suppe cremig pürieren, mit Salz und Pfeffer abschmecken und mit Minze dekorieren.

Congee – einfachste Reissuppe aus China

Puristen werden sie lieben … Buddha tat es auf jeden Fall:

Congee schenkt neun Dinge:
Leben und Schönheit, Wohlbefinden und Stärke,
vertreibt den Hunger, stillt den Durst, reguliert körperliche Gase,
reinigt die Blase und bringt Unverdautes zur Verdauung.
Der um sein Wohl Besorgte preist es als Medizin. *Buddha*

Zubereitungszeit: 1 Stunde | vegan, glutenfrei, zuckerfrei

Das Basisrezept für Congee ist denkbar einfach:

- 1 Teil (Vollkorn-)Reis
- 10 Teile Wasser
- Salz nach Geschmack

Reis in einem offenen Topf mindestens eine Stunde köcheln lassen, dabei immer wieder heißes Wasser nachfüllen, wenn es verdampft ist. Die Konsistenz sollte eher Suppe als Brei sein.

Das Basisrezept lässt sich nach Lust und Laune entweder süß mit Obst und Trockenfrüchten oder herzhaft mit Hülsenfrüchten oder Gemüse variieren.

Damit sich der Aufwand lohnt, gleich etwas mehr Congee kochen und aufbewahren:
Dazu einfache Schraubgläser (ohne Deckel) bei 100 °C im Ofen ca. 10 Minuten sterilisieren. Die Deckel ein paar Minuten in einem Topf auskochen. Das heiße Congee in die ebenfalls heißen Gläser füllen, verschrauben und auskühlen lassen. Nach einiger Zeit hört man es klicken, wenn sich im Inneren der Gläser ein Vakuum gebildet hat (zum Test mit einem Finger über den Deckel streichen – an der Delle erkennt man das Vakuum).
Im Kühlschrank ist Congee ein paar Wochen lang haltbar.

Gewürz-Lassi

Zubereitungszeit: 5 Minuten | vegan möglich, glutenfrei, zuckerfrei

- 500 g Naturjoghurt mit 10 % Fettgehalt oder Sojajoghurt
- 200 ml stilles Wasser
- 4 EL Honig oder Ahornsirup
- 20 Blättchen frisches Basilikum
- ½ TL gemahlener Kreuzkümmel
- ½ TL gemahlener Zimt
- 1 Prise Salz

Alle Zutaten in einen Mixbecher geben und 1 Minute cremig pürieren.

Mango-Lassi

Zubereitungszeit: 5 Minuten | vegan möglich, glutenfrei, zuckerfrei

- 1 reife Mango, gewürfelt
- 400 g Naturjoghurt mit 10 % Fettgehalt oder Sojajoghurt
- 300 ml stilles Wasser
- 2 EL Honig oder Ahornsirup
- 10 Blättchen frische Minze
- ½ TL gemahlener Kardamom
- 2 Msp Kurkuma

Alle Zutaten in einen Mixbecher geben und 1 Minute cremig pürieren.

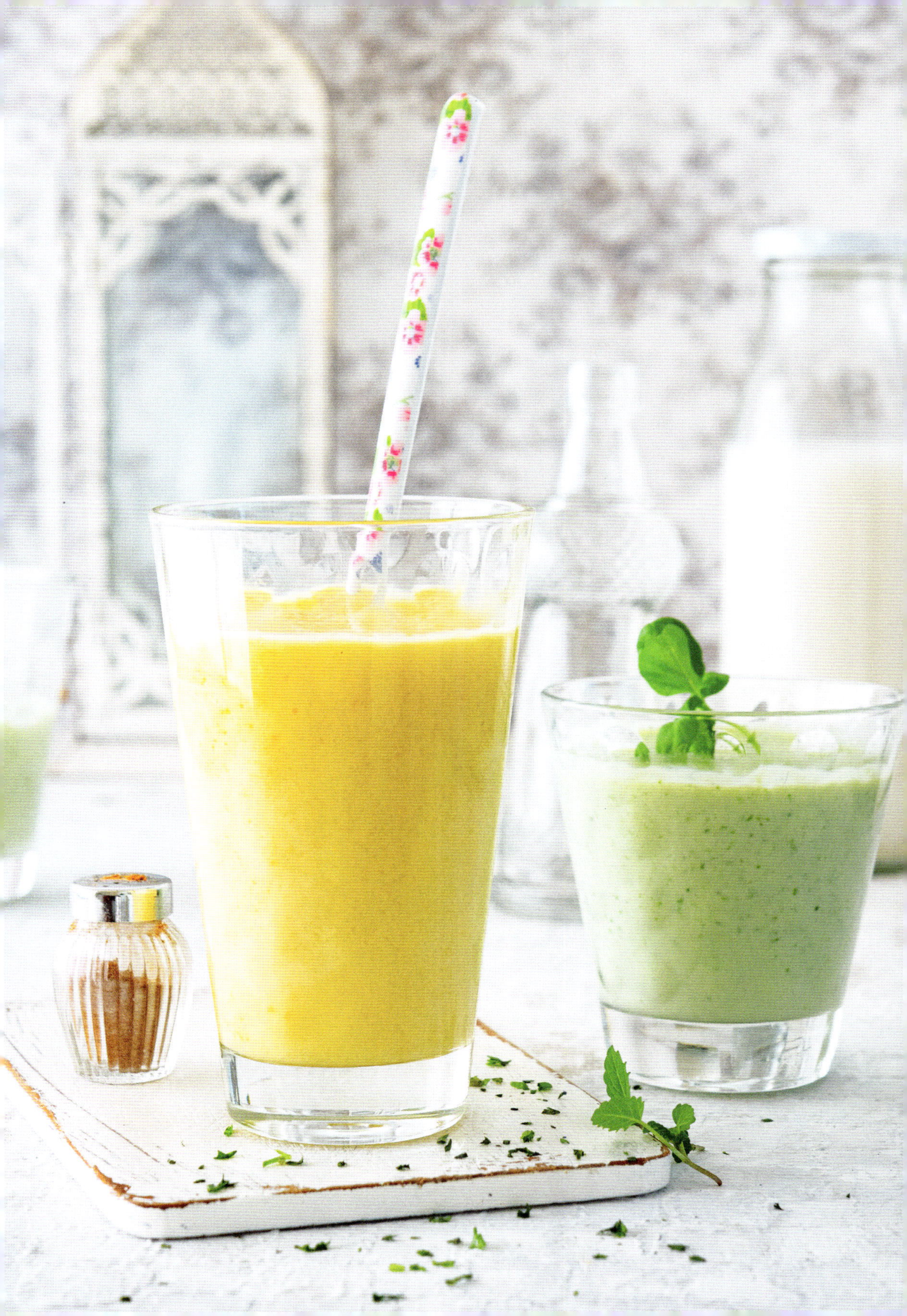

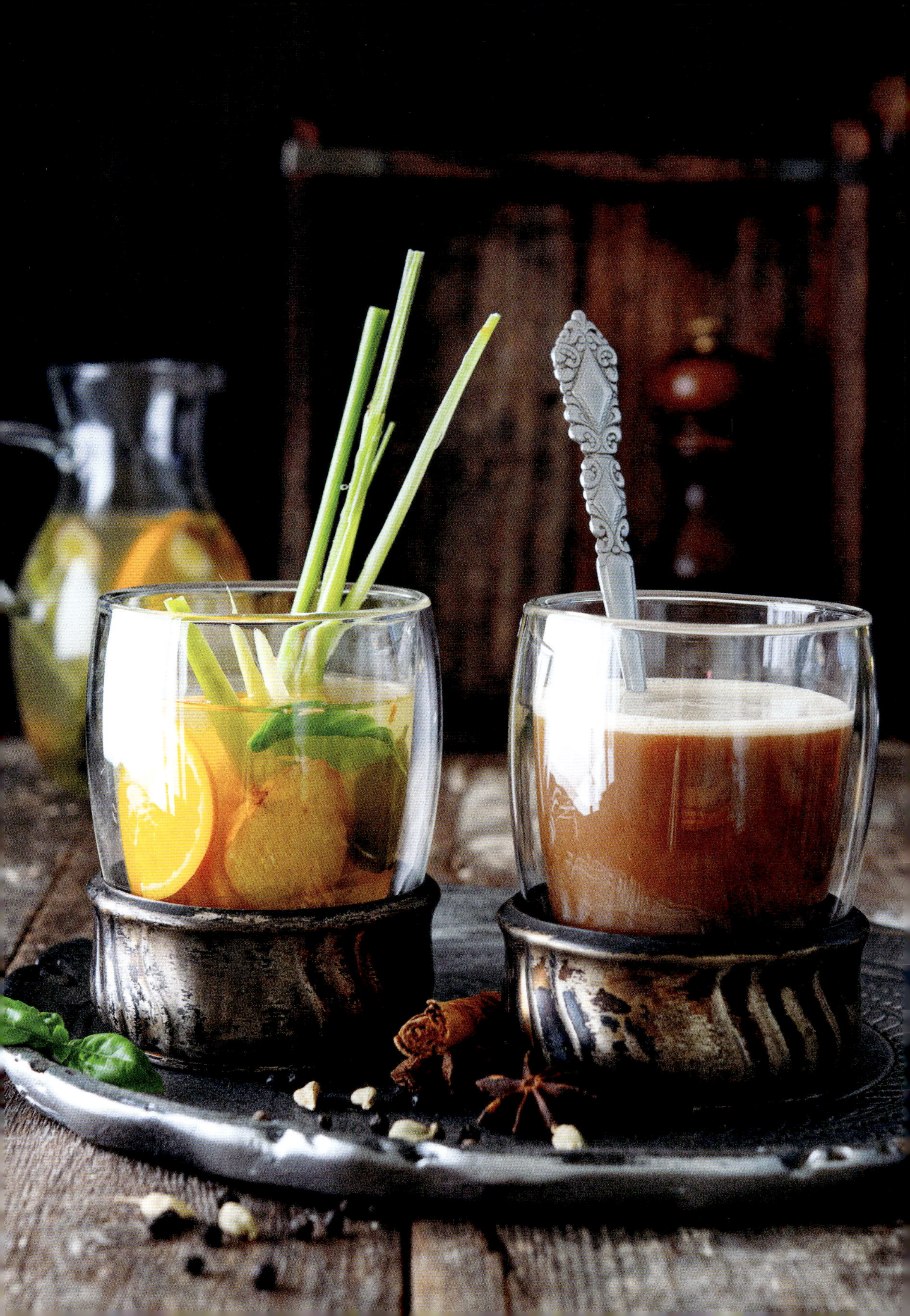

Klassischer Chai

Zubereitungszeit: 15 Minuten | vegan möglich, glutenfrei, zuckerfrei

- 8 Kardamom-Kapseln
- 20 g frischer Ingwer
- 4 Zimtstangen
- 6 Sternanis
- 8 Pfefferkörner
- 10 g schwarzer Tee
- 300 ml Wasser
- 700 ml Milch oder Pflanzenmilch
- Ahornsirup nach Bedarf

Gewürze mit Milch und Wasser in einen Topf geben und einmal aufkochen. Hitze reduzieren und 10 Minuten ziehen lassen. Den Tee zugeben und 3 Minuten ziehen lassen. Alles durch ein Sieb abgießen und nach Bedarf süßen.

Orangen-Minze-Zitronengras-Punsch

Zubereitungszeit: 10 Minuten | vegan, glutenfrei, zuckerfrei

- 2 Stangen Zitronengras
- 2 l Wasser
- 10 Limettenblätter
- 40 g Ingwer in Scheiben
- 2 Orangen in Scheiben
- 1 Bund Basilikum

Zitronengras leicht anklopfen. Alle Zutaten in einen Topf mit Wasser geben und aufkochen lassen. Die Hitze reduzieren und noch mindestens 10 Minuten ziehen lassen.

Weißer Zucker ist – nicht nur – bei Gelenkerkrankungen tabu, aber es gibt sehr gute Alternativen, um trotzdem köstliche Süße genießen zu können.

Vegane Dinkel-Himbeer-Kokos-Muffins

Zubereitungszeit: 25 Minuten | vegan, zuckerfrei

Für ca. 12 Muffins:

- 200 g Dinkelmehl
- 50 g Kokosflocken
- 1 TL Natron
- 1 Msp Salz
- 120 g Himbeeren
- abgeriebene Schale einer Limette
- 100 ml Ahornsirup
- 50 ml Wasser mit Kohlensäure
- 50 ml Pflanzenöl
- 100 ml Sojamilch

Ofen auf 180 °C vorheizen.

Alle trockenen Zutaten mischen, dann alle flüssigen Zutaten mischen. Sämtliche Zutaten in eine Schüssel geben und verrühren, bis eine cremige Masse entsteht. Teig in eine gefettete Form oder in Muffin-Förmchen geben.

20–25 Minuten backen. (Stäbchenprobe: Teig sollte nicht mehr kleben bleiben.)

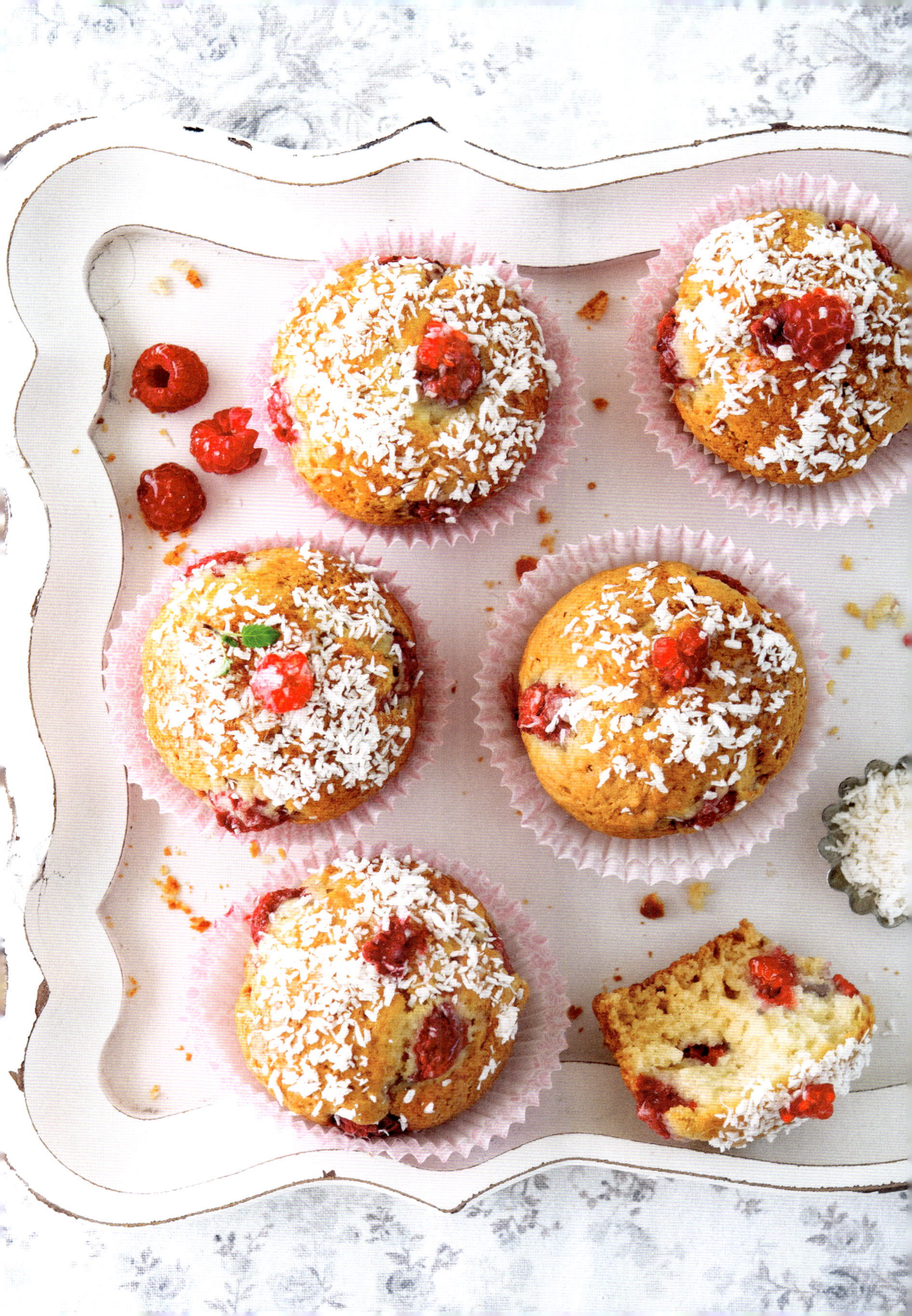

Veganer Gewürzkuchen

Zubereitungszeit: 30 Minuten | vegan

> 250 ml Hafermilch
> Saft und Schale einer Orange
> 150 g Margarine
> 125 g Rohrzucker
> 3 EL Ahornsirup
> 1 Vanilleschote
> 300 g Dinkelmehl
> 2 TL gemahlener Zimt
> 1 TL gemahlener Kardamom
> 1 TL Natron
> 150 g Walnüsse, gemahlen
> 3 EL Kakaopulver

Ofen auf 200 °C Ober-/Unterhitze vorheizen.

Hafermilch und Orangensaft mit Margarine, Zucker, Orangenschale und Ahornsirup erhitzen und mit einem Schneebesen vermischen. Zum Abkühlen beiseitestellen.

Vanilleschote auskratzen und danach fein hacken, Mehl, Gewürze, Natron, Nüsse und Kakao in eine Schüssel geben und vermischen.
Flüssigkeit zusammen mit den trockenen Zutaten vermischen, die Masse auf ein gefettetes Blech streichen und ca. 15 Minuten backen. Um zu testen, ob der Teig fest ist, mit einem Zahnstocher vorsichtig in den Kuchen stechen. Wenn kein Teig hängen bleibt, kann der Kuchen aus dem Ofen genommen werden.

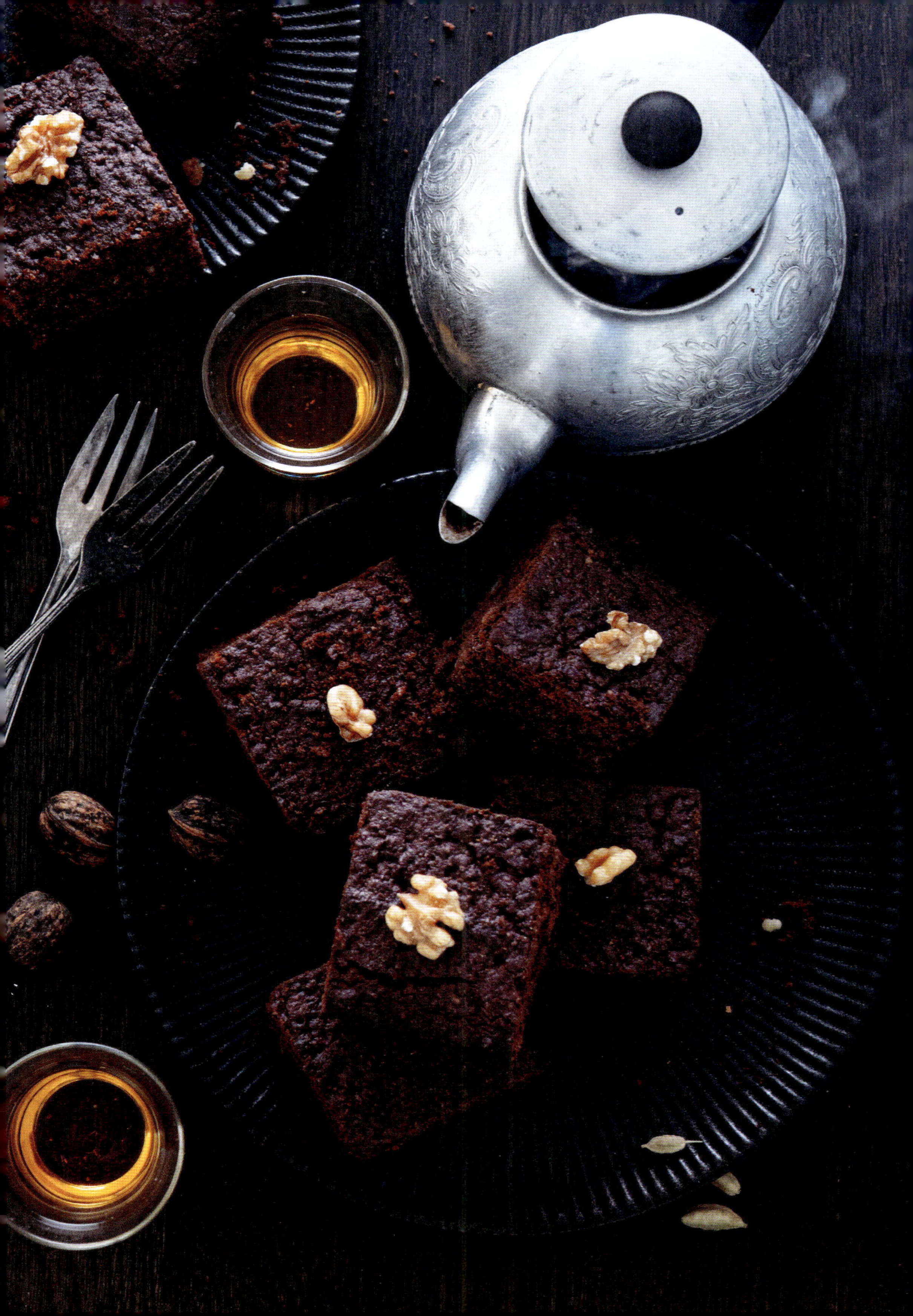

Vegane Dinkel-Schoko-Zitronen-Kekse

Zubereitungszeit: 25 Minuten | vegan

- > 200 g weiche Margarine
- > 120 g Rohrzucker
- > 1 Vanilleschote
- > 300 g Dinkelmehl
- > ½ TL Natron
- > 100 g gemahlene Mandeln
- > Saft und abgeriebene Schale einer Bio-Zitrone
- > ½ TL gemahlener Ingwer
- > 100 g gehackte Zartbitter-Schokolade

Ofen auf 190 °C vorheizen.

Margarine mit dem Zucker schaumig rühren. Vanilleschote auskratzen und dazugeben. Mehl, Natron, Mandeln und Zitronenschale dazugeben und zu einem Teig kneten. Teig 10 Minuten kalt stellen und dann die Schokolade einkneten.

Auf einem mit Backpapier ausgelegten Blech kleine Kekse formen. 8–10 Minuten backen.

AUF EIN WORT ZUM GUTEN SCHLUSS

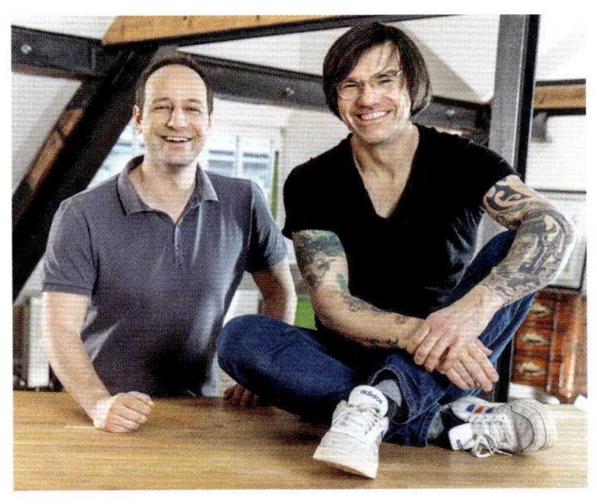

Was bleibt am Ende dieses Buchs? Eine nicht ganz unwichtige Frage, vor allem für uns Autoren. Über Monate investieren wir Herzblut und Hirnschmalz in solch ein Buch – dabei spielt die Frage nach dem „Was wollen wir eigentlich erreichen" natürlich eine zentrale Rolle.

Auf jeden Fall wollen wir Ihnen dabei helfen, dass sich Ihr Leben wieder leichter und unbeschwerter anfühlen darf, sollten Sie bereits Gelenkprobleme haben. Wenn nicht, wollen wir Sie in erster Linie davor bewahren!

Unser Leitfaden dabei sind zwei einfache Methoden, die seit Jahrtausenden Hand in Hand gehen und bereits Milliarden von Menschen geholfen haben: Ayurveda und Bewegung.

Natürlich können und wollen wir keine Wunder versprechen; darum geht es auch nicht. Wir würden uns einfach freuen, wenn Sie diesen riesigen Schatz an Wissen für sich entdecken wollen. Ohne Druck, ohne Stress oder Zwang zur Selbstoptimierung. Dafür in der festen Gewissheit, dass, selbst wenn Sie nur ein paar Minuten jeden Tag investieren, sich diese Schatztruhe für Sie öffnen wird.

Seien Sie mutig und werden Sie zum Schatzsucher und Entdecker auf dem Weg in ein selbstbestimmtes, gelingendes Leben ohne schmerzende Gelenke!

In diesem Sinne, bleiben Sie uns und sich selbst treu – und vor allem gesund,
Ihre Dr. Peter Poeckh und Volker Mehl

Impressum

2. Auflage 2021

Hinweis: Die Ratschläge/Informationen in diesem Buch sind von Autor und Verlag sorgfältig erwogen und geprüft, dennoch kann eine Garantie nicht übernommen werden. Eine Haftung des Autors bzw. des Verlags und seiner Beauftragten für Personen-, Sach- und Vermögensschäden ist ausgeschlossen.

Projektleitung: Inga Heckmann
Lektorat: Martin Stiefenhofer
Fotografie Cover und Autorenportrait Seite 159: Forster&Martin, München
Haare/Make up: Nilgün Konya
Rezeptfotografie, Foodstyling & Styling: Udo Einenkel, Berlin
Illustrationen: Christian M. Weiss, München
Bildredaktion und Organisation der Fotoproduktionen: Sabine Kestler
Satz: Nadine Thiel, kreativsatz, Baldham
Korrektorat: Susanne Langer-Joffroy
Herstellung: Timo Wenda
Umschlaggestaltung und Konzeption: Veruschkamia, München, unter Verwendung eines Fotos von ©Forster & Martin Fotografie und shutterstock/Finevector

Reproduktion: Mohn Media Mohndruck GmbH, Gütersloh
Druck und Bindung: Litotipografia Alcione, Lavis

Printed in Italy

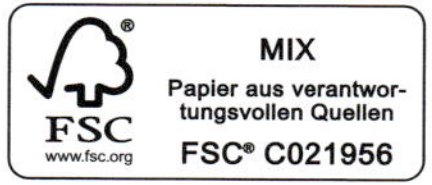

Penguin Random House Verlagsgruppe FSC® N001967

ISBN 978-3-517-09976-7